春季养肝正当时

沈元良 编著

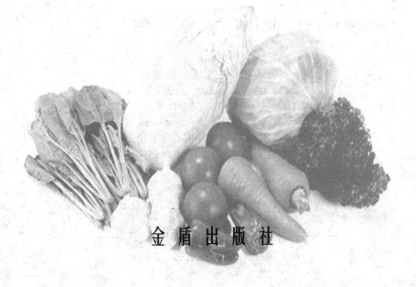

金盾出版社

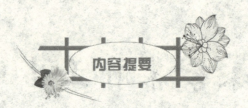

内容提要

本书详细介绍了春季养肝的医理知识。全书共分六章,包括春季养肝的概述、春季养肝与治未病、春季养肝与调摄养生、春季养肝的药食调养、春季养肝与情志调摄及春季养肝中药方。其内容丰富,科学实用,适合医务工作者和中医药爱好者参考,也适合广大群众阅读。

图书在版编目(CIP)数据

春季养肝正当时/沈元良编著. — 北京:金盾出版社,2013.4
ISBN 978-7-5082-8161-2

Ⅰ.①春… Ⅱ.①沈… Ⅲ.①养肝—基本知识 Ⅳ.①R256.4

中国版本图书馆CIP数据核字(2013)第040572号

金盾出版社出版、总发行

北京太平路5号(地铁万寿路站往南)
邮政编码:100036　电话:68214039　83219215
传真:68276683　　网址:www.jdcbs.cn
封面印刷:北京凌奇印刷有限责任公司
正文印刷:北京军迪印刷有限责任公司
装订:海波装订厂
各地新华书店经销

开本:850×1168 1/32　印张:5.25　字数:120千字
2013年7月第1版第2次印刷
印数:6 001~9 000册　定价:13.00元

(凡购买金盾出版社的图书,如有缺页、倒页、脱页者,本社发行部负责调换)

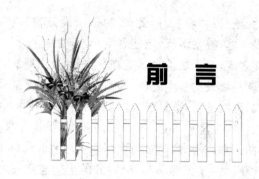

前言

  人与自然是一个统一的整体,人的生命活动必然与四时紧密相连。一年四季的气候变化随时影响着人体,为此应掌握四时变化的规律,顺应四时变化的要求,进行人的养生与保养。春季为四时之首,万象更新。《内经·四气调摄》说,"春夏养阳,秋冬养阴",这是四时调摄的要旨。要根据自然界和人体的阴阳消长、气的升降出入、五脏六腑的盛衰不同,时间的特点状况养生。如《素问直解》所说:"春夏养阳,使少阳之气生,太阳之气长;秋冬养阴,使太阴之气收,少阴之气藏。"意思是春夏之时,自然界阳气生发,万物生机盎然,人应该充养,保护体内的阳气,使之充沛,不断旺盛起来,不要做损害体内阳气的事;而在秋冬之时,万物敛藏,此时人们应顺应自然界的收藏之势,收藏体内阴精,使精气内聚,以润养五脏。

  随着社会的不断发展,人们的生活方式发生了很大变化,人对大自然的依赖明显减少,从而忽视了四季气候变化对人健康的影响。由于疾病谱的改变,"富贵病"等因素的困扰,又使人们不得不反思现代的生活方式。返朴归真,大自然赐给我们无穷无尽的药食佳品和良药妙方。正如南丁格尔所说:"自然能够治病,我们必须借自然的力量。"中医学认为,春天气通于肝,天人相应,故春季养生重在养肝,方能预防疾病保健康。肝主生发阳气,喜条达疏泄,恶抑郁,要想肝气顺应自然,重视精神调养,保持心情舒畅,这样才能主动适应自然,并掌握自然变化规律确保不生病。如《素问·四气调神大论》说:"春三月,此谓发陈,天地万物,俱生以荣,夜卧早起,广步于庭,披发缓行,以使志生,生而勿杀,予而勿夺,赏而勿罚,此春气之应,养生之道也。逆之则伤肝,夏为寒病,奉长者少。"这里讲的就是春天的养生之道,亦是春天的养阳之道。

"天覆地载,万物悉备,莫贵于人"。本书就是以人为本的核心思想,人与自然的养生境界,以天人合一的养生观,从春季养肝着手阐述了养肝的医理与常理,药食与调养。全书共分六章,第一章概述,从中医学角度论述了春季与养肝,肝的生理与病理,如何养肝;第二章春季养肝与治未病,筑起绿色防御"围墙";第三章春季养肝与调摄养生,合理适当地调养身体,能预防疾病的发生;第四章春季养肝的药食调养,以药食同源,可信手拈来自我调治;第五章春季养肝与情志调摄。人有三宝,即精、气、神。致中和有云:"精,精之粹显于静,笃守,养本蓄锐;气,气之蕴,达于聚气至桑,能如婴儿;神,神之凝,藏于五蕴丰盈,四象常新"以养肝。第六章为春季养肝中药方,阳与阴相对而言,阳为功能,阴为物质,阴阳之间存在着相互制约的关系,当人体阳气不足时,常表现为脏腑组织功能衰弱,阳虚不能温煦机体,同时不能制约阴,使阴相对偏盛,可出现虚寒之象。故助阳药不仅能补助人体阳气,还能祛除人体虚寒。另外,元阳为人身阳气之根本,又为肾精所化,故助阳药物又多能益肾精。春令之气"入通于肝",故五脏之中,"肝旺于春",药补扶正时,还需注意抑肝气,养脾气,以防木旺劫土。随着春天的到来,人体生物钟的运转也受到一定程度的影响。总之,不管外界环境如何变化,明白了摄生之理,洞悉季节气候的变化规律加以珍视,就能够抵抗疾病,获得身心健康之体。

由于本人学识有限,在编写中定有很多不足之处,祈请广大读者批评指正,以臻完善,是以为幸。

沈元良

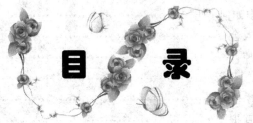

一、概 述

(一)春季与养肝 …… (2)
  1. 春季气候特点 …… (2)
  2. 春季疾病特点 …… (3)
(二)肝的生理 …… (3)
  1. 肝的生理功能 …… (4)
  2. 肝的生理特性 …… (9)
  3. 肝的气血阴阳 …… (11)
(三)肝的病理 …… (12)
  1. 肝气肝阳失调 …… (12)
  2. 肝阴肝血失调 …… (13)
  3. 肝的情志变化 …… (14)
(四)春季适时养生 …… (15)
  1. 春夏养阳 …… (15)
  2. 春捂秋冻 …… (16)
  3. 避之有时 …… (16)
(五)春季养生肝为先 …… (17)
  1. 春应肝而养生 …… (17)
  2. 满则损缺则盈 …… (18)

(六)春季如何养肝 …………………………………… (18)
　1. 天人合一 ………………………………………… (19)
　2. 形神合一 ………………………………………… (19)
　3. 动态平衡 ………………………………………… (20)
　4. 四季侧重 ………………………………………… (21)
　5. 春宜护阳 ………………………………………… (22)

二、春季养肝与治未病

(一)治未病的概念 …………………………………… (23)
　1."治未病"的理论 ………………………………… (23)
　2."未病"的涵义 …………………………………… (24)
(二)四时变化与防未病 ……………………………… (25)
　1. 未病先防 ………………………………………… (26)
　2. 既病防变 ………………………………………… (28)
(三)五行及肝病的传变 ……………………………… (29)
　1. 五行相生与相克 ………………………………… (29)
　2. 肝病的传变 ……………………………………… (32)

三、春季养肝与调摄养生

(一)春为风季 ………………………………………… (38)
　1. 顺应自然 ………………………………………… (38)
　2. 天人相应 ………………………………………… (39)
　3. 调合整体 ………………………………………… (41)
　4. 循环往复 ………………………………………… (43)
(二)绿色情韵 ………………………………………… (43)
　1. 自然疗法 ………………………………………… (44)

2. 以人为本 …………………………………………… (44)

3. 返朴归真 …………………………………………… (44)

4. 医之本色 …………………………………………… (45)

(三)防御之姿 …………………………………………… (45)

1. 包围身体 …………………………………………… (45)

2. 防御外邪 …………………………………………… (46)

3. 安静调治 …………………………………………… (46)

4. 呵护健康 …………………………………………… (46)

四、春季养肝的药食调养

(一)春季养肝的意义 …………………………………… (48)

1. 春季的特点 ………………………………………… (48)

2. 药养与增益 ………………………………………… (50)

(二)春季调养药的分类 ………………………………… (51)

1. 发表通阳药 ………………………………………… (51)

2. 调和肝脾药 ………………………………………… (55)

3. 平肝熄风药 ………………………………………… (59)

(三)春季养肝药膳 ……………………………………… (61)

1. 韭菜炒虾仁 ………………………………………… (62)

2. 凉拌马齿苋 ………………………………………… (62)

3. 荠菜鸡片 …………………………………………… (62)

4. 芝麻菠菜泥 ………………………………………… (63)

5. 西红柿炒鸡蛋 ……………………………………… (63)

6. 马兰头拌海带 ……………………………………… (64)

7. 海米拌芹菜 ………………………………………… (64)

8. 香干芹菜炒肉丝 …………………………………… (64)

9. 归参山药炖猪腰子 ………………………………… (65)

10. 韭菜炒胡桃仁 …………………………………… (65)
　11. 壮阳狗肉汤 ……………………………………… (65)
　12. 韭菜炒鸡蛋 ……………………………………… (66)
　13. 韭菜炒三丝 ……………………………………… (66)
　14. 韭菜花拌豆腐 …………………………………… (66)
　15. 莴苣拌洋葱 ……………………………………… (67)
　16. 黄芪软炸里脊 …………………………………… (67)
　17. 炒鸡肝 …………………………………………… (68)
　18. 黄芪汽锅鸡 ……………………………………… (68)
　19. 归参鳝鱼羹 ……………………………………… (69)
　20. 酱爆核桃鸡丁 …………………………………… (69)
　21. 香酥鸽 …………………………………………… (69)
　22. 炝虾片 …………………………………………… (70)
　23. 盐水虾 …………………………………………… (70)
　24. 炸虾球 …………………………………………… (70)
　25. 双味虾仁 ………………………………………… (71)
　26. 炝肝片 …………………………………………… (71)
　27. 油爆猪肝 ………………………………………… (72)
　28. 煎烹猪肝 ………………………………………… (72)
　29. 十全大补汤 ……………………………………… (72)
(四)春季养肝的食物调养 ……………………………… (73)
　1. 食物的养生 ……………………………………… (73)
　2. 春季宜温补阳气 ………………………………… (74)
　3. 增甘少酸以养阳 ………………………………… (75)
(五)春季养肝的粥疗 …………………………………… (76)
　1. 生姜粥 …………………………………………… (77)
　2. 大蒜粥 …………………………………………… (78)
　3. 葱白粥 …………………………………………… (79)

4. 韭菜粥 …………………………………… (79)

5. 薤白粥 …………………………………… (80)

6. 人参粥 …………………………………… (81)

7. 何首乌粥 ………………………………… (81)

8. 菟丝子粥 ………………………………… (82)

9. 荔枝粥 …………………………………… (83)

10. 砂仁粥 ………………………………… (83)

11. 肉苁蓉粥 ……………………………… (84)

12. 苁蓉鸡粥 ……………………………… (85)

13. 虾片粥 ………………………………… (85)

14. 淡菜粳米粥 …………………………… (85)

15. 羊肉粥 ………………………………… (86)

16. 羊骨粥 ………………………………… (86)

17. 雀儿药粥 ……………………………… (87)

18. 栗子粥 ………………………………… (87)

19. 玉米粉粥 ……………………………… (88)

20. 胡萝卜粥 ……………………………… (89)

21. 黄豆粥 ………………………………… (89)

22. 荠菜粥 ………………………………… (90)

23. 橘皮粥 ………………………………… (90)

24. 决明子粥 ……………………………… (91)

25. 山茱萸粥 ……………………………… (91)

26. 枸杞粥 ………………………………… (91)

(六)春季养肝的茶疗 ……………………… (92)

1. 茉莉花茶 ………………………………… (93)

2. 白菊花茶 ………………………………… (94)

3. 杞菊养肝乌龙茶 ………………………… (94)

4. 枸杞茶 …………………………………… (94)

5. 金银花茶 …………………………………… (95)
6. 苁蓉菊花茶 ………………………………… (95)
7. 术归养生茶 ………………………………… (95)
8. 决明子茶 …………………………………… (96)
9. 决明子枸杞茶 ……………………………… (96)
10. 菊楂决明茶 ……………………………… (96)
11. 山楂决明茶 ……………………………… (97)
12. 佛手花茶 ………………………………… (97)
13. 代代花茶 ………………………………… (97)
14. 月季花茶 ………………………………… (97)
15. 桂花茶 …………………………………… (98)

五、春季养肝与情志调摄

(一)七情致病的特点 ………………………… (100)
  1. 神 …………………………………………… (100)
  2. 神治 ………………………………………… (100)
  3. 七情致病不同于六淫 ……………………… (101)
(二)春季的情志变化 ………………………… (102)
  1. 五脏化五气 ………………………………… (102)
  2. 太过或不及 ………………………………… (103)
(三)精神调摄 ………………………………… (104)
  1. 适时调神 …………………………………… (105)
  2. 调养心神 …………………………………… (107)
  3. 花卉怡养 …………………………………… (107)
  4. 绿林休养 …………………………………… (110)
  5. 日光普照 …………………………………… (110)
  6. 游山玩水 …………………………………… (111)

目 录

  7. 音乐欣赏 ………………………………………… (111)
  8. 垂钓静养 ………………………………………… (113)
(四)起居调摄 ………………………………………… (113)
  1. 起居有常 ………………………………………… (114)
  2. 劳逸适度 ………………………………………… (115)
  3. 葆精养气 ………………………………………… (116)
  4. 衣着增减 ………………………………………… (119)
(五)环境调摄 ………………………………………… (120)
  1. 气候变化对人体气血的影响 …………………… (120)
  2. 居住环境对人体的影响 ………………………… (120)
(六)运动养生 ………………………………………… (121)
  1. 五禽戏 …………………………………………… (122)
  2. 太极拳 …………………………………………… (122)
  3. 八段锦 …………………………………………… (122)
  4. 散步 ……………………………………………… (122)
  5. 慢跑 ……………………………………………… (123)
  6. 按摩 ……………………………………………… (123)
(七)针灸养生 ………………………………………… (124)
  1. 针刺养生 ………………………………………… (124)
  2. 艾灸养生 ………………………………………… (125)

六、春季养肝中药方

(一)发表通阳剂 ……………………………………… (127)
  1. 桂枝汤 …………………………………………… (127)
  2. 桂枝加葛根汤 …………………………………… (128)
  3. 加味香苏散 ……………………………………… (129)
  4. 柴葛解肌汤 ……………………………………… (129)

(二)疏肝和胃剂…………………………………………(130)
  1. 四逆散 ………………………………………………(130)
  2. 柴胡疏肝散 …………………………………………(131)
  3. 逍遥散 ………………………………………………(132)
  4. 加味逍遥散 …………………………………………(132)
  5. 温脾汤 ………………………………………………(133)
  6. 理中丸 ………………………………………………(134)
  7. 暖肝煎 ………………………………………………(135)
  8. 肾气丸 ………………………………………………(136)
(三)平肝熄风剂…………………………………………(137)
  1. 杞菊地黄丸 …………………………………………(137)
  2. 明目地黄丸 …………………………………………(138)
  3. 天麻钩藤饮 …………………………………………(139)
(四)阴阳平补剂…………………………………………(140)
  1. 地黄饮子 ……………………………………………(140)
  2. 龟鹿二仙膏 …………………………………………(141)

附　录

(一)常用食物性能归类……………………………………(144)
(二)历代本草文献所载具有保健作用的食物归类………(148)
(三)历代本草文献所载具有治疗作用的食物归类………(151)

一、概　述

春季养肝属于中医学的养生范畴。《礼记》说:"天有四时,春、秋、冬、夏。"古代又将"朝、昼、夕、夜"称为四时,即一天24小时分为4个时段。四季为春、夏、秋、冬的总称。春暖春种,夏热夏长,秋凉秋收,冬寒冬藏。春季,始于农历立春,止于立夏。立春多于公历2月4～5日,立夏多于公历5月5～6日。故春季为公历2～4三个月。包括立春、雨水、惊蛰、春分、清明、谷雨六个节气。养生就是根据生命发展的规律,采取能够保养身体,减少疾病,增进健康,延年益寿的手段所进行的保健活动。养生,又称摄生、道生。摄生,是指收摄精气,独立守神的养生;道生,是指按自然的规律养生。所谓生,就是生命、生存、生长之意;所谓养,即保养、调养、培养、补养之意。养生就是通过养精神、调饮食、练形体、慎房事、适寒温等各种方法去实现一种综合性的强身益寿活动。人们把养生的理论和方法叫做"养生之道"。

《素问·上古天真论》说:"上古之人,其知道者,法于阴阳,和于术数,食饮有节,起居有常,不妄作劳,故能形与神俱,而尽终其天年,度百岁乃去。"意思是说:上古的人懂得天地之间运行的道理,是阴阳和谐的,每个人的命运是有定数的,所以行事都不与天地的正常运行道理相违背,他们的起居作息都"法于阴阳,和于术数,食饮有节,起居有常,不妄作劳",这样就能肉体与精神协调一致,而尽终其天年。可见,这一"养生之道"依然是我们现代人应该遵循借鉴的。

春季养肝正当时

（一）春季与养肝

春季为四季之首，万象更新之始。在经历了风雪严寒的冬季，自然界阳气生发，天气由寒转暖，万物因此复苏，草木发芽，枝叶舒展。《素问·四气调神大论》有"春三月，此谓发陈"。所谓"发陈"，就是利用春阳发泄之机，退除冬蓄之故旧。春季是自然界阳气生发之时，天人相应，春季亦是人体阳气生发之时，而春季应于肝脏，故春季也是肝气条畅之际。因此，春季养生在各方面都应保养此生发之气。

1. 春季气候特点

春季气候特点是冬季与夏季的过渡季节，冷暖空气势力相当，而且都很活跃。宋代王安石曾用一首诗描述春天气候，"春日春风有时好，春日春风有时恶，不得春风花不开，花开又被风吹落"。表示春天天气变化多端。春季的气候主要有以下几个特点。

（1）气温变化幅度大：人们一般把春季作为一年之始，万象更新，生机勃勃，但是春天也是一年中天气变化幅度最大的时期，是气温乍暖还寒和冷暖骤变的时期，这时常处于一年中的转折点，寒冷减退。在人们心目中，春是温暖的，是生长播种的季节，虽然已是立春，但大部分地区仍会有霜冻出现，故有"白雪却嫌春色晚，故穿庭树作飞花"，而江南的树枝芽苞，已是"嫩于金色软如丝"景象，气温乍暖还寒和冷暖骤变。

（2）空气干燥多大风：春季正处于大气环流调整期，冷暖空气活动频繁。除了气温变化幅度大之外，空气干燥并多大风天气也是另一特点。

（3）北方多沙尘天气：春季随着气温的回升，若前段时间降水偏少，地面干燥，当大风来临时，极易出现沙尘天气。气象上把沙

一、概　述

尘天气分为浮尘、扬沙、沙尘暴。

(4)南方多阴雨天气：我国南方,春季常阴雨连绵,低温与暖温交替出现,阴雨季节湿气较大,容易引起风湿性关节炎,除此之外,还对人的心理疾病影响很大,因此春季应特别重视顺应自然适应气候的变化。

2. 春季疾病特点

(1)风气当令,而风邪是春季外感疾病的主要因素,它可引发各种传染性、流行性疾病,如感冒、白喉、猩红热、麻疹、流脑、水痘、扁桃体炎、肺炎等,所以春季要谨防流行病。

(2)春季是冬夏转换交替的季节,冷暖气流交争,时寒时暖,乍阴乍晴,天气变化无常。气候的不稳定,使对气候敏感的人有诸多不适应,对此敏感之人要注意起居调摄。

(3)春属肝木,春气内应肝,其气温；阳气升发,肝气、肝火易随春气上升,而肝阳旺盛,易导致高血压、眩晕、肝炎等疾病。肝气旺盛也使得人的精神情绪随之高昂亢进,使原有精神分裂症、躁狂症等疾患的人易因天气的变化而出现激愤、骚动、暴怒、吵闹等状态。外界气候变化对人体气血有显著影响,如天寒时气血凝滞沉涩,天热时气血畅通易行。

(4)春天,气候变暖,气血活动也随之加强,人体新陈代谢活跃起来。对此变化,健康的人能够很快适应,体弱多病者、老年人和小孩则易出现不适应,使旧病复发或病情加重,因此春季在疾病的防治上要早做准备。

(二)肝的生理

肝在中医学的范畴里不仅仅是现在解剖学的概念,从生理角度讲,认为"疏泄"和"藏血"是肝脏重要的生理功能。人体在先天和后天所具备的各种生理基础,必须在肝的调节下保持气血的协调和通畅,同时包括心理和情志方面。肝藏血提示在血液的运行方面肝脏发挥着重要的作用。同时从生机和活力的方面,以五行学说分析认为春季和肝脏同属木。木遇春而旺。在大自然中,春天是植物生长的好时机;而在人体当中,肝属木。明代医学家张景岳说:"春应肝而养生。"其意思是说,肝应春天,春季养生主要养肝。肝在人体生命活动中的作用很大,正如大自然当中春天播种一样重要。俗话说一年之机在于春,这关系到一年的生命健康。从病理角度讲,肝阳上亢和肝郁气滞是肝的功能过旺或不协调所引起的,同时肝脏的病理状态还可能引起脾的功能障碍。一些瘀血和出血性疾病也与肝脏有着密切的关系。

肝为五脏之一,位于膈下,腹腔之右上方,右胁之内,是人体的重要器官。其主要生理功能为主藏血和主疏泄。肝为刚脏,主升主动,体阴而用阳。肝与形体志窍的关系表现在:肝藏魂,主谋虑,肝在体合筋,其华在爪,在志为怒,在液为泪,开窍于目。《素问·六节藏象论》说:"肝者,罢极之本,魂之居也。其华在爪,其充在筋,以生血气。"《素问·六节藏象论》认为:肝是"阳中之少阳"。肝在五行属木,通于春气。

1. 肝的生理功能

(1)主疏泄:疏,《说文》释为"通",即疏导、开通之义。泄,有发泄、发散之义。肝主疏泄,是指肝具有疏通、调畅全身的气,使之通而不滞、散而不郁的作用。肝主疏泄的生理作用表现在以下 4 个方面。

①疏通气血津液。气血津液的流通有赖于气机的调畅,而通畅气机是肝主疏泄最基本的生理作用。肝疏泄功能正常,则气机调畅,气血和调,经络通利,脏腑器官的生理活动就能保持协调。如沈金鳌在《杂病源流犀烛·肝病源流》中说:"故一阳发生之气,

一、概　　述

起于厥阴，而一身上下，其气无所不乘。肝和则生气，发育万物，为诸脏之生化。"若肝疏泄功能失常，往往表现为两种情况：一是疏泄不及，气机郁滞，称为"肝气郁结"，表现为情志抑郁，胸胁、两乳、少腹等部位胀痛不舒，脘腹痞满等症。二是肝郁化火，升泄太过，表现为一派气火上逆之象，称为"肝气上逆"或"肝火上炎"，症见头胀头痛、面红目赤、胁肋胀满、烦躁易怒等；也可横逆犯脾胃，而见嗳气、呕吐、腹痛、腹泻等症。

血的运行无不受气的影响，气行则血行，气滞则血瘀。肝主疏泄以气为用，司人体气机之畅达，故直接关系到血的运行。薛己在《明医杂著·医论》中注道："肝气通则心气和，肝气滞则心气乏。"指出了肝主疏泄能辅助心气的发动，使血行有力。肝疏泄功能失常，气机失调，对血行的影响可表现在两个方面：一是肝失疏泄，气机郁滞，血行不畅，甚则成瘀，除表现为胸胁、乳房、少腹等部位胀满疼痛不舒的症状外，还表现为妇女月经不调或痛经，或形成癥积肿块等。二是肝气郁结，郁久化火，或恚怒不节，肝气暴升，升泄太过，导致血液妄行，溢出脉外，发生诸衄、吐血、下血、女子月经先期或崩冲漏下等证，又可因血随气逆，郁闭清窍，发生暴厥之证。

津液的输布代谢与肺、脾、肾和三焦气化功能密切相关，然肝的疏泄作用对津液的输布也至关重要。具体表现为肝的疏泄既可调畅肺、脾、肾三脏气机，使气化有权，津液通达全身，又可通利三焦，疏通水道，使津液运行无阻；同时肝经绕阴器，肝气调达，可疏利尿窍，以助膀胱之开合，从而维持水液代谢的相对平衡。若肝失疏泄，三焦气机不利，气滞水停，水液潴留，可酿聚成痰或发为水肿，症见乳癖、梅核气、瘰疬、瘿瘤、臌胀等。亦可因肝失疏泄，导致尿窍失于疏启而水停膀胱，则见小腹胀满，发为癃闭之证。

②调畅精神情志。中医学认为，人的精神情志活动除了由心主宰外，与肝也有密切联系。这是因为人的正常精神情志活动是以气机调畅，气血平和为基本条件的。肝主疏泄，调畅气机，可使

血行畅通,对保持心情开朗舒畅起着重要作用。所以,肝疏泄功能失常多有情志异常的表现。如肝失疏泄,肝气郁结,常表现为情志抑郁,多疑善虑,胸闷,喜叹息等;如气郁化火,肝升泄太过,常表现为性情急躁易怒,情绪易于激动。故《灵枢·本神》说:"肝气虚则恐,实则怒。"反之,外界因素导致的情志异常,尤其是大怒或情绪过度压抑等,也常常使肝疏泄功能失常,引起肝的病变。

③促进脾胃消化。脾胃消化功能正常与否主要取决于脾的升清和胃的降浊之间是否协调平衡。肝主疏泄能够促进脾气上升,脾气升则健运,水谷精微得以上归心肺;又能协助胃气下降,使水谷之浊气依次下达小肠、大肠。所以肝的疏泄功能对促进脾胃消化功能有极其重要的作用。正如唐容川在《血证论·脏腑病机论》中所说:"木之性主于疏泄食气入胃,全赖肝木之气以疏泄之,而水谷乃化。"若肝失疏泄,影响到脾之升清,可表现为胁肋胀痛、脘腹胀满、肠鸣、腹泻等,称为"肝脾不和";若影响到胃之和降,症见嗳气、食欲缺乏、脘痞腹胀,或攻窜作痛,吞酸嘈杂或呕吐等,称为"肝胃不和"。

肝对脾胃消化的促进作用还体现在肝能促进胆汁分泌、排泄。胆附于肝之短叶间,内贮胆汁。胆汁由肝之精气所化,胆汁的分泌有赖于肝疏泄功能的调节,胆汁注入小肠有助于饮食物的消化。所以肝疏泄功能正常与否,直接关系到胆汁的分泌,进而影响到脾胃的消化功能。如肝疏泄功能失常,气机不利,胆汁不能正常分泌排泄而泛溢,可见口苦、黄疸;不能下助小肠消化,则见厌食、腹胀等。

④调节男子排精与女子月经。《格致余论·阳有余阴不足论》说:"主闭藏者肾也,司疏泄者肝也。"精的闭藏在于肾,而男子精液溢泻则由肝疏泄功能的控制与调节。肝疏泄条达,经络疏通,则精窍启闭有常,精液藏泄适度。若肝失疏泄,气机郁结,经脉不舒,精关失启,则表现为精出量少或不射;若肝郁日久化热,相火妄动,疏

一、概　述

泄太过，又可发生遗精、早泄。其机制多关系到肝、肾两脏，如《医贯·梦遗并滑精论》说："肾之阴虚则精不藏；肝之阳强则火不秘。以不秘之火加临不藏之精，有不梦，梦即泄矣。"说明其中与肝之疏泄失常关系尤为密切。

女子月经与冲任二脉的充盛通利有关。人体气血通过冲任二脉注入胞中，使女子发生月经并能孕育胎儿。如《素问·上古天真论》所说："任脉通，太冲脉盛，月事以时下，故有子。"足厥阴肝经与冲任二脉互相沟通。肝主藏血，血液充盈则冲脉盛满；肝主疏泄，肝气条达则任脉通利，从而经事正常而胎孕有期。若肝血亏虚或肝失疏泄，皆可导致冲任充盈不足或失于通利，表现为月经失调。临床治疗女子月经不调，多以疏肝为第一要法。

肝主疏泄的生理作用，还能够鼓舞脏腑气化，是人体生命活动的源泉和动力，充调肾精。肝疏泄功能正常，气机畅达，则五脏六腑精气充盈，下归于肾。有人提出肝主疏泄，具有清内御邪的作用，肝疏泄正常则人体内环境条达、健康，防止内邪孽生；亦能直接或间接影响津液、血液、肾精、乳汁等精气的化生及其生理活动。肝疏泄太过与不及都可影响精气的化生及生理功能，产生津亏、血少、肾精不足或瘀血、失血、癃闭、瘰疬等精气病证。

（2）主藏血：《灵枢·本神》说："肝藏血，血舍魂。"《素问·五藏生成篇》说："故人卧则血归于肝，肝受血而能视，足受血而能步，掌受血而能握，指受血而能摄。"已知肝具有藏血的功能，肝中所藏血液具有养魂、柔筋、充目、华爪，维持人体视觉、运动、精神情志的作用。此外，肝藏血还有收摄血液、防止出血之义。肝病的出血，《素问一举痛论》说"怒则气逆，甚则呕血及飧泄。"肝藏血的生理作用可概括为3个方面。

①贮存血液。"肝为藏血之脏器"。肝贮存血液的作用可体现在两个方面：一是肝脏本身能储备大量血液，以供机体各部活动所需。二是肝中所藏血液能够营养肝脏本身，保持肝体柔和，制约肝

之阳气,使其不致升动太过。《临证指南医案·肝风》说:"肝为风木之脏,因有相火内寄,体阴用阳,其性刚,主动、主升,全赖肾水以涵之,血液以濡之,肺金清肃下降之令以平之,中宫敦阜之土气以培之,则刚劲之质,得为柔和之体,遂其条达畅茂之性,何病之有?"如果肝的藏血功能减退,一方面可形成肝贮存血量不足,而致肝血虚,机体各部分得不到足够的血液营养;另一方面不能制约肝的阳气升动,而导致肝阳上亢、肝火上炎、肝风内动等病理变化。

②调节血流量。《重广补注黄帝内经素问·五脏生成篇》说:"肝藏血,心行之,人动则血运于诸经,人静则血归于肝。"意思是指肝对于调节人体各部血量分配,特别是外周血量调节具有重要作用。人体各部血液流量常随人体活动、情绪变化或气候环境等因素影响,经常进行自我调节。当机体活动剧烈或情绪激动时,肝能把贮藏的血液向外周输布,以供机体活动所需;当人体处于安静休息及情绪稳定时,由于全身活动量小,机体各部特别是外周血液需求量也相应减少,这时相对多余的血液就贮藏受于肝。

肝调节血量,是以肝贮藏血液为前提,并在肝贮藏血液、疏泄功能的共同作用下得以完成。只有血液贮备充足,才能在机体需要时提供足够的血液以有效地调节血量。正如《血证论》所说:"以肝属木,木气冲和调达,不致遏郁,则血脉通畅。"贮存于肝内的血液才能向外周输布。血液由肝脏向外周输布又赖肝的疏泄功能调节,只有疏泄有度,气机调畅,血液才能正常出入,使之"归于肝脏"或"运于诸经"。可见,肝调节血流量的功能,必须在肝藏血和肝主疏泄功能的协调下完成。

③收摄血液。"肝藏血"之"藏"还含有约束、固摄之义,所以"肝藏血"包含收摄血液的作用。《卫生宝鉴》说:"夫肝摄血者也。"认为肝"其职主藏血而摄血"。因此,肝的功能失常可导致各种出血。现代医学认为,止血过程需要血浆中的凝血因子参与,而凝血因子大部分在肝脏内合成。此外,肝对毛细血管壁的通透性也有

一、概　述

影响,各种因素影响到肝脏的造血及凝血功能,都会引起出血。

(3)主藏魂:从藏象学来说,亦有"肝藏魂"之说。魂乃神之变,是神所派生的,如《灵枢·本神》说:"随神往来者,谓之魂。"《类经》注说:"魂之为言,如梦寐恍惚,变幻游行之境,皆是也。"魂和神一样,都是以血为其主要物质基础的,心由于主血,故藏神;肝藏血,故藏魂。所以《本神》又说:"肝藏也,也舍魂。"肝的藏血功能正常,则魂有所舍。若肝血不足,心血亏损,则魂不守舍,可见惊骇多梦、卧寐不安、梦游、梦呓及出现幻觉等症。肝藏血功能失常所致的病理变化概括起来有两种:一是贮藏血液不足,影响血量之调节而致肝血虚,多因生血乏源或失血过多,或因肾精亏损耗伤肝血所致。其证候以目、爪、筋脉、冲任等失于荣养为特点,而见双目干涩、爪甲枯脆、肢体麻木、月经少或闭等表现。二是肝收摄血液功能失常而致肝不藏血,其病因有六淫、七情、劳倦等,其中尤以火、怒为多。这也是肝不藏血导致出血的基本病机之一。

2. 肝的生理特性

(1)肝体阴而用阳:《临证指南医案·肝风》说"肝为风木之脏,因有相火内寄,体阴用阳,其性刚,主动,主升"。体即指肝之本体,用指肝的功能活动。从五行来看,肝属木,其母为水,其子为火,肝木介于水火之间;从阴阳来看,肝经为厥阴,肝脏为少阳,故五脏之中肝为体用阴阳合一之脏。肝为藏血器官,血属阴,故其体为阴;肝性条达,主动主升,故其功用为阳。另一方面,肝之病理常为肝气有余,易化火生风,表现为眩晕、面赤、易怒、肢麻、抽搐诸症,亦属阳之范畴。肝体阴而用阳概括了肝生理、病理的主要特征。在生理情况下,肝藏血,体得阴柔而用能阳刚;肝疏泄,用能阳刚则体得阴柔。故病理情况下,肝阴、肝血常为不足,肝阳、肝气常为有余。肝体阴柔对维持正常肝用,防止其刚暴太过有重要作用。故医者当知"肝为刚脏,非柔润不和",以顾护肝之阴血为临证大法。

(2)肝主升主动：升发为肝的生理特性之一。肝在五行属木，通于春气。《素问·四气调神大论》说："春三月，此谓发陈，天地俱生，万物以荣。"春为四季之始，阳气始发，内孕生升之机，生气和则五化皆平。春气内应于肝，肝气升发能启迪诸脏，诸脏之气生升有由，化育既施则气血冲和，五脏安定而生机不息。《张氏医通·卷十一》说："肝脏升发之气，生气旺则五脏环周，生气阻则五脏留著。"《杂病源流犀烛·肝病源流》指出："一阳发生之气，起于厥阴，而一身上下，其气无所不乘。肝和则生气，发育万物，为诸脏之生化。"此外，肝主升发尚有升举阳气，调畅气机的作用。人体生命活动的正常进行有赖气机升降出入运动的推动和激发。《素问·六微旨大论》说："故非出入，则无以生长壮老已，非升降，则无以生长化收藏。"气的升降出入运动在脏腑、经络等组织器官的生理活动中得到具体体现。肝对气机的影响主要表现为升举、宣通作用。肝升肺降，气的升降出入运动才能协调平衡，脏腑经络之气始能调畅而不病。

肝内寄相火，其性刚烈。肝气易郁、易逆，肝阳易亢，易化火生风。《素问·灵兰秘典论》以"将军之官"形容肝勇猛顽强，性急好动的特点。如果各种原因导致肝气血失调，则肝之刚柔就会失济，表现出肝气上逆、肝阳亢奋、化火生风的证候。

(3)肝喜条达而恶抑郁：肝喜条达，是指肝木具有喜舒展宣畅的特性。《神农本草经疏·五脏苦欲补泻论》说："扶苏条达，木之象也，升发开展，魂（肝）之用也。"肝在五行属木，功善升发阳气，宣散郁滞。肝调畅气机、通利气血、促进脾胃升降等生理作用，无不由乎肝木条达的本性。肝喜条达舒畅，各种原因所致气机不畅或痰血阻滞皆可阻遏肝气，使之不舒，故凡抑郁皆与肝性悖逆而为其所恶。无论外感、内伤，皆可累及于肝致肝气怫郁，疏泄失常而为病。《类证治裁·肝气肝火肝风论治》说："肝木性升散，不受遏郁，郁则经气逆，为嗳、为胀、为呕吐、为暴怒胁痛、为胸满不食、为飧

一、概 述

泄、为癫疝,皆肝气横决也。"可见肝气抑郁,失于条达,轻者气机阻滞,重者变生他证,故有"肝喜条达而恶抑郁"。

(4)肝通于春气:《素问·六节藏象论》说:"肝者,罢极之本,魂之居也……此为阳中之少阳,通于春气。"春为四季之始,阳气生发之时,在人则与肝脏相应。表现为肝气在春季最为旺盛,反应最强,而春季也多肝的病变,如出现眩晕、抽搐、惊痫等症状,由于这些症状与风气偏盛有关,而风为春季主气,因此可定位于肝。了解肝与春气相通的特性对认识肝的生理功能及肝病的诊治与调护有重要意义。

3. 肝的气血阴阳

(1)肝气:肝气是推动肝进行各种生理活动的物质基础,主疏泄是肝气功能的具体体现。因此,肝气的功能可概括为:①升发透泄调畅全身气机。②主持谋虑辅佐心神参与思维活动。③统藏血液和调节血量。

《素问·上古天真论》说:"七八,肝气衰,筋不能动。"《灵枢·天年》也说:"五十岁,肝气始衰,肝叶始薄,胆汁始灭,目始不明。"可见肝气不足,肝气升发疏泄不及可表现出一系列临床症状,其病理表现主要以肝主疏泄和主藏血功能减退为主。

(2)肝血:肝血指肝中所藏之血,是全身血液的组成部分。血液贮藏肝内,一方面荣养筋、目、爪等组织器官及冲任二脉、精神情志等,另一方面能柔软肝体,制约肝用,防止太过。《血证论·方解上》指出:"肝为藏血之脏,又司相火。血足则火温而不烈,游行三焦,达于腠理,莫不得其温养之功。"肝血虚以肝血的调节功能失常,影响相关脏器为特点,主要表现在机体组织器官失于滋润、濡养而出现相应的病理改变。如肝开窍于目,肝血不足不能濡养于目则两目昏花、干涩,甚则夜盲。肝主筋,筋失肝血濡养则筋脉拘挛、肢体麻木、屈伸不利;肝之华在爪,爪失肝血荣养则爪甲不荣,甚则变形脆裂;肝藏魂,肝血不足,魂失所养则"魂不守舍",可出现多梦易惊,卧寐不宁;肝血不能冲养冲任,女子月经量少,甚则经闭不行。

(3)肝阴:《四诊抉微·管窥附余》说:"左关数虚弦细无力,肝阴亏竭,补阴非易。"肝阴是肝脏中具有滋润、潜降、宁静、收藏等功能的物质,它根于肾阴,故肝阴虚常与肾阴虚同时并见,出现腰膝酸软,两足痿弱等症。如果阴虚不能制阳,阳气亢逆则常出现面红目赤、头胀头痛、心烦易怒等征象。肝阴虚使其经脉循行部位失于濡养,也可表现出眩晕、视物昏花、胁肋隐痛、肢体麻木等症状。

(4)肝阳:肝阳根于肾阳,是肝脏中具有促进温煦、上升、运动、宣散等功能的物质。《临证指南医案·中风》说:"脉弦劲,眩晕耳聋,行走气促无力,肛痔下垂,此未老欲衰。肾阴弱,收纳无权,肝阳炽,虚风蒙窍,乃上实下虚之象。"肝阳可因肝阴不足而相对亢盛,甚则阳升无制而化风,症见眩晕、震颤、动摇,甚则突然昏仆等肝风内动之象。反之,肝阳不足,温煦不能,升泄无力,气行迟缓而郁滞渐生,可在肝气虚的基础上见形寒肢冷、囊缩阴冷或腹胀如鼓、四肢肿胀、大便溏薄、脉细无力等阳虚之象。

(三)肝的病理

1. 肝气肝阳失调

肝气、肝阳的失调,以肝气、肝阳的亢盛有余为多见,而少见肝气虚和阳虚。肝阳上亢,多为肝阴不足,阴不制阳,肝阳相对亢盛所致,故多在肝血失调之列。

(1)肝气郁结:多因精神刺激,情志抑郁不畅,肝失疏泄,导致气机郁滞,在气机郁滞的部位可出现胀满疼痛等症;若痰气或气血互结,在其结滞的局部出现肿块。例如,气滞于肝,则两胁胀满或

一、概　述

右胁疼痛。肝气阻滞，或痰气，或气血互结于肝之经络，则上可发为瘿瘤、梅核气；中可发为两乳胀痛或结块；下可发为少腹疼痛，或牵引睾丸坠胀，以及女子经病，甚则经闭等。另外，肝气郁结，横逆犯胃，则胃气上逆，而发嗳气吞酸，甚则脘痛；横逆犯脾，则痛泻交作。

(2)肝火上炎：多因肝郁气滞、郁而化火，而致肝火上冲；或因暴怒伤肝，肝气暴张，引发肝火上升；或因情志所伤，五志过极化火，心火亢盛，引动肝火所致。肝火上炎，为肝之阳气升发太过，故可见头胀头痛，面红目赤，急躁易怒，耳暴鸣或暴聋等病理表现。肝的阳气升动太过，郁火内灼，极易耗伤阴血，而致阴虚火旺；肝火灼伤肺胃脉络，则易出现咯血、呕血、鼻出血；气火上逆之极，则血菀于上，发为薄厥。

2. 肝阴肝血失调

在肝的阴血失调病机中，均以不足为其特点。由于阴虚则阳亢，故阳气升动无制所致的肝风内动，亦多与肝之阴血不足有关。

(1)肝血虚亏：肝血虚亏多因失血过多，或久病损耗，或脾胃虚弱，化生气血的功能减退，以致肝血不足。由于肝为藏血之脏，一般来说，血虚则首先及肝，故肝血虚亏不能濡养筋脉，则肢麻不仁，关节屈伸不利；血虚不能上荣头目，则眩晕，目花，两目干涩，视物模糊；血虚又易化燥生风，而致虚风内动，可见皮肤瘙痒，或筋挛、肉瞤、瘈疭等病理表现。

(2)肝阳上亢：肝阳上亢多由肝阴不足，阴不制阳，肝之阳气升浮亢逆所致；因精神情志失调，气火上逆导致阳亢，肝阴耗伤而发展为阴虚阳亢。由于肝肾之阴相通，称为"乙癸同源"，故肾阴不足，水不涵木，亦常导致肝阳上亢。肝的阳气亢逆，多见眩晕，耳鸣，面红升火，目赤目糊，情绪易于激动，脉弦而带数等上盛的病理表现。同时，由于肝肾之阴不足，故还可见腰酸、两足软弱无力等下盛的临床表现。

（3）肝风内动：范围较广，如邪热炽盛，则热盛动风；肝阳升腾无制，则阳化为风；肝的阴血耗损太过，筋脉失养，虚风内动等。以肝肾阴虚，不能制约阳气，肝的阳气升动太过者为多见。可见手足震颤、抽搐，或为筋惕，肉䀮，或为手足蠕动等"风胜则动"的病理表现，甚则可见猝然昏倒，不省人事，抽搐痉厥等。

3. 肝的情志变化

情志活动与五脏精气及其气化功能有着密切的联系。中医养生学认为，这种联系主要表现在五脏对感知觉的影响及其在情志发生过程中所起的作用等方面。感觉是人对直接作用于感觉器官的客观事物个别属性的反应，知觉是多种感觉器官联合活动产生的人对客观事物的整体反应。感觉器官的正常生理活动是产生感知觉的基础，而感知觉则是产生情志活动的必要条件。

（1）情志与五脏：人的感觉器官分属于五脏，不断接受五脏精气的灌注才能维持正常的感知觉。五脏精气不足或阴阳偏颇，则会影响到感觉器官，引起感知功能异常从而影响情志活动。不仅如此，五脏还直接控制着情志过程的发生。客观事物作用于人的感觉器官，产生感知觉。感知觉分别传导到五脏，五脏化气，再通过心神的作用才能产生七情，即肝主怒，心主喜、主惊，肺主忧、主悲，脾主思，肾主恐。这就是"人有五脏化五气，以生喜怒悲忧恐"，以及"七情人之常性，动之则先自脏腑郁发，外形于肢体，为内所因也"的道理。

（2）肝脏的病变：五脏生理功能正常则情志发生正常。反之，则会出现情志过激，情志淡漠等异常现象，如以肝脏为例，肝主怒，肝为将军之官，喜条达恶抑郁。当人体通过感觉器官接受了不尽人意的恶性刺激时，肝脏就会出现肝郁气逆的生理变化。正常情况下，恶性刺激要达到一定的程度才会引起发怒。然而，在肝脏生理功能失调,肝气抑郁不舒,或血虚肝阳上亢时,即使恶性刺激很轻微也往往引起怒意勃发,难以控制。相反,肝虚气弱时,即使恶性刺激较强也往往不能引起发怒,由于五脏生克乘侮的关系,肝虚气弱影响到肾脏、肺脏,还多见恐惧不安及多忧善感的异常情志。

(四)春季适时养生

中医养生学认为,适应时令,就是按照时令节气的阴阳变化规律,运用相应的养生手段保证人体健康的方法。也就是"天人相应,顺应自然"的养生方法。

1. 春夏养阳

《易·系辞》中说:"变通莫大乎四时。"四时阴阳的变化规律直接影响万物的荣枯生死,人们如果能顺从天气的变化就能保全"生气",延年益寿,否则就会生病或夭折。所以,《素问·四气调神大论》说:"夫四时阴阳者,万物之根本也。所以圣人春夏养阳,秋冬养阴,以从其根,故与万物沉浮于生长之门。逆其根,则伐其本,坏其真矣。故四时阴阳者,万物之始终也,死生之本也。逆之则灾害生,从之则苛疾不起,是谓得道。"四时阴阳之气,生长收藏,化育万物,为万物之根本。春夏养阳,秋冬养阴,乃是顺应四时阴阳变化养生之道的关键。所谓春夏养阳,即养生养长;秋冬养阴,即养收养藏。

春季,天气由寒转暖,是人体阳气生长之时,故应以调养阳气为主。春夏养阳,秋冬养阴,是建立在阴阳互根规律基础之上的养生防病的积极措施。明代医家张景岳说:"阴根于阳,阳根于阴,阴以阳生,阳以阴长,所以古人春夏养阳以为秋冬之地,秋冬养阴以为春夏之地,皆所以从其根也。今人有春夏不能养阳者,每因风凉生冷伤其阳,以致秋冬多患病泄,此阴脱之为病也。有秋冬不能养阴者,每因纵欲过度伤此阴气,以及春夏多患火症,此阳盛之病也。"所以,春夏养阳,秋冬养阴,寓防于养,是适时养生的重要方法。

2. 春捂秋冻

春季,阳气初生而未盛,阴气始减而未衰。故春时人体肌表虽应气候转暖而开始疏泄,但其抗寒能力相对较差,为防春寒,气温骤降,此时必须注意保暖,御寒,有如保护初生的幼芽,使阳气不致受到伤害,逐渐得以强盛,这就是"春捂"的道理。秋天,则是气候由热转寒的时候,人体肌表亦处于疏泄与致密交替之际。此时,阴气初生而未盛,阳气始减而未衰,当气温开始逐渐降低,人体阳气亦开始收敛,为冬时藏精创造条件。故不宜一下子添衣过多,以免妨碍阳气的收敛,此时若能适当地接受一些冷空气的刺激,不但有利于肌表之致密和阳气的潜藏,对人体的应激能力和耐寒能力也有所增强。所以,秋天宜"冻"。可见,"春捂""秋冻"的道理,与"春夏养阳,秋冬养阴"是一脉相承的。

3. 避之有时

中医养生学认为,人体适应气候变化以保持正常生理活动的能力毕竟有一定限度。尤其在天气剧变,出现反常气候之时,更容易感邪发病。因此,人们在因时养护正气的同时,非常有必要对外邪的审识避忌。只有这样,两者相辅相成,才会收到如期的成效。《素问·八正神明论》说:"四时者,所以分春秋冬夏之气所在,以时调之也,八正之虚邪而避之勿犯也。"这里所说的"八正",又称"八纪",就是指二十四节气中的立春、立夏、立秋、立冬、春分、秋分、夏至、冬至八个节气。它是季节气候变化的转折点,天有所变,人有所应,故节气前后,气候变化对人的新陈代谢也有一定影响。体弱多病的人往往在交节时刻感到不适,或者发病甚至死亡。所以《素问·阴阳应象大论》有"天有八纪地有五里,故能为万物之母"之说。把"八纪"作为天地间万物得以生长的根本条件之一,足见节气对人体影响的重要。因而,注意天气的变化,做到避之有时。

(五)春季养生肝为先

春季养生,就是在春天通过各种方法颐养生命、增强体质、预防疾病,从而达到延年益寿的一种春季养生医事活动。所谓生,就是生命、生存、生长之意;所谓养,即保养、调养、补养之意。

1. 春应肝而养生

由于春天是给万物带来生机的季节,当自然界阳气开始生发之时,"人与天地相应"。此时人体之阳气也顺应自然,向上向外疏发,其生理变化主要体现为:

(1)气血活动加强,新陈代谢开始旺盛。中医学认为,外界气候变化对人体气血的影响是显著的,如在天热时气血畅通易行,天寒时则气血凝滞沉涩。春天之气候介于炎热的夏天和寒冷的冬天之间,气候温和,故气血活动亦介于二季之间的状态,即春天的气血活动逐渐增加。这种情况可从脉象上反映出来,正如《素问·脉要精微论》说:"春曰浮,如鱼之游在波。"意思是说春天人体的脉搏浮而滑利,好像鱼儿游在水波之中。阳气,在某种意义上来说,即代表着人体新陈代谢的能力,阳气的生发意味着人类新陈代谢开始旺盛起来。

(2)肝主春,肝气开始亢盛。《素问·金匮真言论》曾明确提出"五脏应四时,各有收受"的问题,即人体五脏和自然界的四时阴阳相应,各有影响。具体到春天,即是"肝者……为阳中之少阳,于春气"。此外,在《黄帝内经》里还有"肝主春"的记载,所谓"肝主春",即是说人体肝脏与春季相应,肝的功能在春季比较旺盛,具体表现为肝主藏血、肝主疏泄的功能逐渐加强。由于气候温和,人们的户外活动逐步多起来,因此肝所藏的血流向四肢。春天随着气候的转暖和户外活动的增多,人们的精神活动亦开始活跃起来。由此,给人们的饮食提出了新的要求,以适应和增加春天生理变化的需求。

2. 满则损缺则盈

《黄帝内经》说,"肝,主将军之官,谋略出焉,主疏泄"。为何肝是疏泄的,为什么要在春天养肝呢?古人有"满则损,缺则盈"之说,正如同植物在秋冬落叶,收藏营养,春天发芽一般,在经过秋冬的积累能量后,到了春夏,人的筋脉开始运转,人体开始释放能量。中医学认为,肝属木,喜条达,与春令升发之阳气相应。春季是养肝护肝的最佳时节,也是肝病的多发时节。如果不注意情志调摄,肝气升发太过或是肝气郁结,都易损伤肝脏,则会生出许多病来。如情志不遂,肝阳上亢,血压升高,有心脑血管病者还容易发生中风。每到春天,发生肝病或肝病复发的病人就会较其他季节多。由于自然界中的生物随着气候节气等环境状况改变。人体的五脏六腑的运行状态也会随之改变。因此,人的饮食起居也需作出相应的调整,这就是所谓的"天人合一"。在春季,肝气旺盛而升发、释放,使人的精神焕发。所以,加强对肝调养正当时。对自己的日常饮食起居及精神摄养进行相应调整,可"未病先防,有病防变"。

(六)春季如何养肝

春季如何养肝?"天覆地载,万物悉备,莫贵于人"。以人为本是核心,人与天合是养生的最高境界。天人合一的养生观,主张以养生与自然界和谐统一。

一、概　述

1. 天人合一

天人合一，天，就是大自然；人，就是人类。人们生活在自然界中，同时也是自然界的组成部分之一，不是为养生而养生，刻意行之，而是要顺乎自然，法于自然。人体的生理活动受自然的影响而不断地去调整和适应。《素问·四气调神大论》说："夫四时阴阳者，万物之根本也，所以圣人春夏养阳，秋冬养阴，以从其根，故与万物沉浮于生长之门。逆其根，则伐其本，坏其真矣。"所以说，顺应四季，阴阳消长的变化规律，才可颐养天年。

2. 形神合一

"形与神俱""形神合一"，是中医学的养生观，旨在强调形体运动与精神调摄的统一。所谓形，是指人的整个机体的外在表现，是物质基础；而所谓神则是指人的精神意识、思维及生命活动的内在表现，是功能作用。神为形主，无神则形不可活。神是一切生命活动的主宰，它既能协调脏腑、气血、阴阳的变化，维持人体内环境的平衡，又能调节脏腑等组织使之主动适应自然界的变化，缓冲由外部因素引起的情志刺激，从而维持人体与外环境的平衡。神为形生，无形则神无以生。神是形的产物，形是神的基础。从病理上看，形的病变可导致神的异常，神的改变也可影响形的生理功能的变化。形与神相互依存，又相互制约，体现出人的机体的整体辩证关系。"形与神俱"的形神共养观点，在《素问·上古天真问》中有记载："故能形与神俱，而尽终其天年，度百岁乃去"，并提出了外辟邪气（虚邪贼风避之有时）以养形，内养真气以充神（恬淡虚无、真气从之、精神内守）的形神合养方法。"养形"主要是指脏腑、气血、津液、肢体、五官九窍等形体的摄养，"形乃神之宅"，故只有形体完备，才能有正常精神的产生。养形的具体内容包括调饮食、节劳逸、慎起居、避寒暑等摄生方法，以及体育锻炼、气功等健身运动。

"养形"须与四时阴阳消长、气候转换替代相适应。"养神"主要是指安定情志、调摄精神。"养神"受四时阴阳消长、气候转换替代的影响。中医学认为,人的精神、情志变化是人体生理活动的重要组成部分。在正常情况下,"神"是机体对外界各种刺激因素的"应答性反应"。它不仅体现了生命过程中正常的心理活动,而且可以增强体质、抵抗疾病、益寿延年,但如果情志波动过于剧烈或持续过久,越过了生理的调节范畴,则会伤及五脏,影响人体的气血阴阳,导致多种疾病的发生。

3. 动态平衡

中医学认为,人体的生命活动是机体在内外环境的作用下,由多种因素相互作用而维持一种动态的、相对平衡的过程。内环境包括人体脏器的功能状态、精神心理状态等;外环境包括人们所处的自然环境(地域、气候)、社会环境等。平衡失调,就会导致器质性和功能性疾病。人体的各种生理活动是在动态中进行的,并通过调节达到"以平为期"。中医养生学重视阴阳、气血、脏腑的动态平衡,认为达到平衡才能实现祛病强身、延年益寿之目的,所以养生追求的是平衡或者说是和谐。

(1)阴阳平衡:阴阳,是中医学里最重要的概念。所谓阳,一般是指活动的、上升的、功能亢进的,或属于功能方面的;所谓阴,一般是指沉静的、下降的、功能衰减的,或属于器质方面的。阴阳有着彼此消长、相互转化的关系,二者相互对立又相互制约。所谓协调阴阳,就是要使阴阳平衡、稳定,一是指机体自身各部分之间的正常生理功能的动态平衡;二是指机体功能与自然界的物质交换过程中的相对平衡。《内经》说:"阴平阳秘,精神乃治;阴阳离绝,精气乃绝。"意思是说,只有阴阳平和固秘,精神才能活而不乱,如果阴阳分离决绝,人的精气也就竭绝了。说明调和阴阳在保持人体健康,防止疾病的发生方面有着十分重要的意义。人体阴阳平

一、概 述

衡是健康长寿、养生祛病的前提,只有机体阴阳达到动态平衡,人体才能保持健康稳定的状态。

(2)气血平衡:气血是人体生命活动的物质基础。气可生血、行血,血可化气、裹气,二者如影随形,同行同止。若气血平衡失调,则会出现气血不生、不行等病理变化,从而引起脏腑、经络功能失调而发病。因此,保持气血的正常化生和流通,是维系健康的必要条件,调理气血以期平衡,也就成为防病治病的重要方法。

(3)脏腑平衡:人体复杂的生命活动是以五脏为主体,是脏腑功能的综合反映,养生就要协调脏腑的生理功能,使其成为一个有机整体。《素问·灵兰秘典论》说:"凡此十二官者,不得相失也,故主明则下安,以此养生则寿。世不殆,以为天下则大昌。"意思是说,若人体五脏六腑在心的统率下,彼此相互配合使用,就能寿命久长。因此,人体要保持五脏与外界环境相适应,使五脏藏、六腑泻,还要及时运用中医五行学说的规律纠正脏腑的偏盛偏衰。

4. 四季侧重

中医学认为,四季之中,春季属木,而人体的五脏之中肝也属木,因而春气通肝,春季也最易使肝旺。所以,春天既是养阳恢复元气的季节,也是开始防止疾病的季节。人体要顺应自然的规律,气候转阳,身体也转阳。故春季的养生要顺应春天万物复苏的特点,逐渐从"秋冬养阴"过渡到"春夏养阳"。如《素问·四气调神大论》中说:"逆春气则少阳不生,肝气内变。"意思是说,若春天不好好养生,违背了春天之气,体内的少阳之气不能生长,就要发生肝气内郁的病变。因此,按照中医"四季侧重"的养生原则,春季补五脏应以养肝为先。肝脏是生命之源,呵护好肝脏能带来一年的健康,俗话说:"一年之计在于春。"春季是体质投资的最佳时节。人体内的五脏与四季相应,肝气旺于春季,所以只有保持肝脏旺盛的生理机制,才能适应自然界生机勃发的变化。

5. 春宜护阳

肝在五行中属木,在五气中属风,《素问·阴阳应象大论》说:"在天为风,在地为木,在体为筋,在脏为肝。"春季,人体阳气顺应自然,向上向外疏发,是推陈出新、生命萌发的时令。天地自然生气勃勃,万事万物欣欣向荣。人体的新陈代谢与肝脏关系极大。中医学认为,肝脏与木的生长相类似,要蓬发、要舒展,春季肝气旺盛而升发,人的精神焕发。因此,要注意保护体内的阳气,避免有损害阳气的情况,只有保持肝脏旺盛的生理功能,才能适应自然界生机勃发的变化。

二、春季养肝与治未病

春季,肝气旺盛而升发,人的精神焕发。但是,如果肝气升发太过或是肝气郁结,都易损伤肝脏,到夏季就会发生寒性病变。春季是疾病的多发之季。因此,顺应天时变化,春季养生重在养肝,注重日常饮食、起居及精神摄养的调整,以"未病先防、已病防变、愈后防复的治未病"理念提前干预,加强对肝脏的保健正当时。

世界卫生组织(WTO)1996年在《迎接21世纪的挑战》中指出,21世纪的医学将从"疾病医学"向"健康医学"发展,从重视病灶的改善向重视人体生态环境的改善发展;从群体治疗向个体治疗发展;从生物治疗向心身综合治疗发展;从强调医生作用向重视病人的自我保健作用发展;在医疗服务方面,则以疾病为中心向病人为中心发展等。可见"治未病"是一个既古老又新鲜的话题,提示我们只有重视预防和保健,才能防患于未然。

(一)治未病的概念

1."治未病"的理论

它包含着两层意义:

(1)未病先防:《素问·四气调神大论》中说:"夫四时阴阳者,万物之根本也,所以圣人春夏养阳,秋冬养阴,以从其根……是故圣人不治已病治未病,不治已乱治未乱,此之谓也。"《灵枢·逆顺》

说:"上工刺其未生者也;其次,刺其未胜者也;其次,刺其已衰者也……故曰上工治未病不治已病。"意思是要求人们在疾病未发生时,根据天人相应的道理摄生固本或以针刺预防疾病的发生,体现了《内经》摄生防病的思想。

(2)早治防变:包括有病早治与既病防变的两种治疗思想。如《素问·刺热》中说:"肝热病者左颊先赤,心热病者颜先赤,脾热病者鼻先赤,肺热病者右颊先赤,肾热病者颐先赤。病虽未发,见赤色治之,名曰治未病。"这里的"治未病",就不是指上述所说的未病先防了,而是指在疾病的萌芽阶段,即机体在进入明显的疾病过程之前出现了某些特定的预示性症状和特殊体征,但主症尚不明显时,就应积极进行治疗,即治未发之病,也就是说有病早期治疗;又如《素问·玉机真脏论》说:"五脏受气于其所生,传之于其所胜,气舍于其所生,死于其所不胜。病之且死,必先传行……五脏相通,移皆有次。五脏有病,则各传其所胜。"说明《内经》早就注意到疾病有一定的传变规律,提示治疗时应重视疾病动态变化,防止其深入传变。

2."未病"的涵义

(1)无病:是指没有任何疾病的健康状态。

(2)相对未病:又分为以下几种情况:

①邪气轻微或病在初期,病人自觉症状不明显,医者亦未能察觉。

②虽然病情较重,但由于症状比较隐匿,病人无明显感觉。这两种都属于"潜病未病状态",即体内已有病理信息,但尚未显化,处于潜伏状态,在此阶段称之为"潜病期""病前状态"或"亚临床阶段"。这种状态临床较难识别,易误作健康无病,但随着科学技术和检测手段的发展提高,将能越来越多地对疾病的此种状态进行早期识别诊断。

二、春季养肝与治未病

③以人作为整体而言,某一局部或器官已经发生疾病,而其他部位、器官尚未出现病变,后者对前者来说就属于"未病"。此时,称之为"传变未病状态",即根据疾病传变规律,已有的疾病有可能传至目前尚未发病的相关器官和部位,使其产生病变。

(二)四时变化与防未病

中医学十分重视人与自然环境的关系对四时变化,在《素问·至真要大论》中早就指出:"夫百病之生也,皆生于风、寒、湿、燥、火,以之化之变也。"并积累了丰富的预防疾病的方法和经验。如《素问·上古天真论》说:"虚邪贼风,避之有时,恬淡虚无,其气从之,精神内守,病安从来?是以志闲而少欲,心安而不惧,形劳而不倦,气从以顺,各从其欲,皆得所愿。"意思是说,对自然环境四时不正之气的"虚邪贼风"要"避之有时",对人体本身要"恬淡虚无",要闲静,没有杂念。精神充沛而不妄耗。只有这样才能使"真气从之",达到"病安从来"的目的。又说:"是以嗜欲不能劳其目,淫邪不能惑其心,愚智贤不肖,不惧于物,故合于道。所以,能皆度百岁,而动作不衰者,以其德全不危也。"指出了要遵循养生法则,能度百岁乃去;"今时之人"违背养生法则,则半百而衰,并说明人寿命的长短不在于四时之异,而在于人是否善于养生,以及养生对于祛病延年的意义。提出了养生"法于阴阳"、"和于术数"的原则。

《素问·四气调神大论》明确指出:"圣人不防已病防未病,不治已乱治未乱""夫病已成而后药之,乱已成而后治之,譬犹渴而穿井,斗而铸锥,不亦晚乎。"它告诉我们:高明的医生不是等到疾病已形成才去治疗它,而是未发生前去防治。疾病已形成了才去治疗,如同治理国家一样,不是已经酿成战乱了才去治理,而是以定国安帮平天下。就好像口渴了才去打井取水,战争已开始了才去铸造兵器,这不是太晚了吗?这生动地说明了要未病先防,预防为先的防治疾病的重要性。

人是一个有机的整体,脏腑之间相互联系,互相制约。每当人体正气相对虚弱,或病邪险恶,常易致病。六经病证是脏腑经络病理变化反映,故某一经的病变,常会影响到另一经,一脏有病,可影响他脏。如东汉张仲景有"上工治未病"、"夫治未病者,见肝之病,知肝传脾,当先实脾"的既病防变的治疗思想,也就是说,在治疗上必须照顾整体,治其未病之脏腑,以防止疾病的传变。因此,做好以"未病先防、已病防变、愈后防复的治未病"理念提前干预,四季变化与防未病显得尤为重要。

1. 未病先防

未病先防是指在疾病未发生之前,做好相应的预防工作,重视形体和精神的调养,顺应四时而适寒暑,和喜怒而安居处,节阴阳而调刚柔,才能防止疾病的发生。疾病的发生关系到正邪两个方面。

(1) 扶正:扶正是提高自身的正气以抗御外邪的入侵。首先是固精益肾,精是构成人体和维持人体生命活动的基本物质,故《素问·金匮真言论》说:"夫精者,生之本也。"肾所能藏的精气包括"先天之精"和"后天之精"。"先天之精"是禀受于父母的生殖之精。它与生俱来,是构成胚胎发育的原始物质,即有"生之来,谓之精"之说,所以称"肾谓先天之本"。"后天之精"是指出生以后,来源于摄入的饮食物,通过脾胃运化功能而生成的水谷之精气,以及脏腑生理活动中化生的精气通过代谢平衡后的剩余部分,藏之于肾,故《素问》说:"肾者主水,受五脏六腑之精而藏之。"精禀受于先天,依赖于后天,藏于肾中,主生殖发育,滋润五脏六腑、十二经脉及五官九窍、四肢百骸,精足则血足,精盈则气盛,精盛则神旺。可见肾精充盈,人体正气旺盛,则"正气存内,邪不可干"。只要自身正气强盛,外邪不易侵袭。其次保养正气,人类在认识生长衰亡是

二、春季养肝与治未病

自然界不可抗拒的生命规律的同时,顺应生命规律加以珍视,才能达到保护正气的目的。根据人的不同阶段和特点,如小儿为"稚阴稚阳"之体,青壮年处于"阴阳平衡"的阶段,老年人则处于气血衰减的时期,妇女又有经带胎产的特殊性。根据这些规律,顺应四时,应做到怡情养性,饮食有节、起居有时,劳逸适当,锻炼有序,适时调补等。

(2)祛邪:《内经》说,"虚邪贼风,避之有时""五疫之至,皆相染易"。说明要祛邪、辟邪,防止六淫、时疫随时侵犯人体。

①防御六淫。风、寒、暑、湿、燥、火之六气发生太过或不及,成为六淫之邪,包括自然界气候变化的物理因素,也包括与时令有关的生物性因素(病毒、细菌)。六淫之邪与季节变化和居住环境有密切的关系,六淫致病,如春季多风病,夏季多暑病,长夏多湿热证,秋令多燥病,冬季多寒证。久居湿地,多湿邪为病;久居高燥之地,多燥证;西南地区高温潮湿,故多湿毒为病;高温作业,燔灼迫急,伤津耗液,多燥热之证;冰冻环境多寒痹。因此,需要随时防御六淫之邪的侵袭,祛其邪,而扶其正。

②避秽宅净,防避疫邪。最好的方法是增强自身体质,中医学认为"正气存内,邪不可干"。清洁、安静、美化的环境是祛邪除邪的有力措施。尤其是疾病流行的季节,即疫疠之毒,是致病的重要原因。其特点是发病急骤、证情险恶,具有传染性。古人早就认识到主要通过空气传染,多从口鼻侵入人体而致病。讲究卫生,清除"四害",做到"避之之法"。

③清腑养正。清腑就是清除人体的内在毒素和有害物质,主要是体内的代谢废物,如大、小便,湿浊,瘀血,这4种人体的代谢废物需要及时清理排除,减少内毒素,"通则不病",达到祛邪而养正。

2. 既病防变

未病先防，是理想的积极措施。如《医学源流论·卷下·防微论》所说："病之始生浅，则易治，久而深入，则难治。""盖病之始入，风寒既浅，气血脏腑未伤，自然治之甚易；至于邪气深入，则邪气与正气相乱，欲攻邪则碍正，欲扶正则助邪，即使邪渐去，而正气已不支矣"。强调有病必须早治的同时还要了解病情的发展趋势，注意其传变规律，随时掌握治疗的主动权，以防止病邪深入传变，甚至发生危变，这就是既病防变。当疾病已经发生了，如果得不到及时的诊治，就可能由表入里，由浅入深，以致侵犯内脏。为此，掌握疾病的传变规律，做到早期发现，有效治疗，防止其传变。采用"见肝之病，知肝传脾，当先实脾"之法。既病就得防变，应了解和熟悉两个方面的内容：一是五行的传变，二是肝病的传变。五行存在着相生和相克的联系，才能在自然界维持生态平衡，在人体维持生理平衡。对五行中的任何"一行"来说，都存在着"生我"、"我生"和"克我"、"我生"4个方面的联系。"生我"、"我克"虽是五行中的相生，但生中有克。如木的"生我"为水，木的"我生"为火；而水又能克火。"克我"和"我克"虽是五行中的相克，但克中有生。如木的"克我"为金，木的"我克"为土；而土又生金。也就是说，在五行之间这种错综复杂的联系中，任何一个事物都受到整体的调节，以防止其太过或不及，维持着相对平衡。自然气候的正常变化和自然界的生态平衡，与人体的生理平衡是相应的。

五脏的功能活动不是孤立的，而是互相联系着的。五脏的五行归属，不仅阐明了五脏的功能特性，还运用五行生克制化的理论，说明脏腑生理功能的内在联系，即五脏之间既有相互资生的关系，又有相互制约的关系。肝生心就是木生火，如肝藏血以济心；心生脾就是火生土，如心阳以温脾；脾生肺就是土生金，"脾气散金，上归于肺"；肺生肾就是金生水，肺金清肃下行以助肾水；肾生肝就是水生木,肾藏精以滋养肝的阴血。可见肺属金而制于心火,脾属土而制于肝木,肾属水而制于脾土。

五行关系,在病理上也必然互相影响,本脏的相互影响称之为传变。如高血压病主要涉及心、肝、肾三脏,五脏直接相互资生、相互制约着,疾病也有这种关系传变。常见是水不涵木,肾阴亏损而肝阴不足,以及肝阳上亢,出现头痛、头晕、恶心、呕吐、烦躁不安,甚则可出现呼吸困难或减慢,视力障碍,抽搐,意识模糊,甚至可昏迷,也可出现暂时性偏瘫、失语、偏身感觉障碍等。

亚健康是处于健康与疾病的中间状态,关键是防止向疾病传变,应根据人体的证候特点,判断各种亚健康状态的可能发展去向,并采取积极的防治措施,阻止其疾病传变,也是未病先防与既病防变的重要内容,是不可忽略的。

(三)五行及肝病的传变

五行的传变有木生火、火生土、土生金、金生水、水生木 5 个方面。五行相生和相克,即乘与侮的联系,才能在自然界维持生态平衡,在人体维持生理平衡。五行相生,是指木、火、土、金、水五行之间存在着有序的依次递相资生、助长和促进的关系。

1. 五行相生与相克

五行相生的次序是,木生火,火生土,土生金,金生水,水生木,依次递相资生,往复不休。五行相克,是指木、土、水、火、金五行之间存在着有序递相克制和制约的关系。五行相克的次序是,木克土,土克水,水克火,火克金,金克木。联系肝在生理上的相互关系,肝就是木,木生火,肝生心以肝藏血而济心;心生脾就是火生土,心阳温脾土;脾生肺为土生金,"脾气散精,上归于肺";肺生肾就是金生水,肺金清肃下行以助肾水的五行关系。在病理上也必然互相影响,本脏的相互影响称之为传变。

(1)木生火:木为肝,火为心。肝主疏泄和藏血。肝为刚脏,主升、主动,是调畅全身气机,推动血和津液运行的一个重要环节。气机,即气的升降出入运动。机体的脏腑、经络、器官等的活动,全赖于气的升降出入运动。肝的疏泄功能是否正常,对于气的升降出入之间的平衡协调起着调节作用。肝的疏泄功能正常,则气机调畅,气血和调,经络通利,脏腑、器官等的活动也就正常和调。如肝的疏泄功能异常,会出现肝失疏泄,则气的升发不足,气机的疏通和畅达受阻碍,形成气机不畅、气机郁结的胀痛不适等;肝的升发太过,则气的升发就显现过亢,气的下降不及,从而导致肝气上逆,出现头目胀痛、面红目赤、易怒。气升太过,血随气逆,可导致呕血、咯血等血从上溢的症状,甚则可导致猝然昏不知人的气厥。

①气机的郁结,导致血行障碍,形成血瘀,或为癥积、肿块。气机郁结,也会导致津液的输布代谢障碍,产生痰浊、水湿等病理产物,或为痰浊中阻、痰蒙清窍,或痰阻经络而成痰核,或为胀满等症。

②肝在志为怒,怒对于机体的生理活动是一种不良刺激,可使气血上逆,阳气升泄。肝主疏泄,阳气升发,为肝之用,故说肝在志为怒。大怒则势必造成肝的阳气升发太过,故有"怒伤肝"之说,反之,肝的阴血不足,肝的阳气升泄太过,则稍有刺激,即易发怒。高血压病患者应怡情养性,改变急躁易激动的不良性格。遇喜不太过兴奋,遇难事不必忧郁不解,遇恶不可暴怒无制。火为心,心主血脉,全身的血都在脉中运行,依赖于心脏的搏动而输送到全身,发挥其濡养的作用,故有"诸血者,皆属于心"之说。脉,即血脉,为血之府。"心者,其充在血脉",心脏、脉和血液构成一个相对独立的系统,其生理功能都属于心所主,都有赖于心脏的正常搏动。心气不足、血液亏虚、脉道不利,势必形成血流不畅,或血脉空虚,而见面色无华,脉象细弱无力,甚则发生气血瘀滞,血脉受阻,可见面色晦暗,唇舌青紫,心前区憋闷和刺痛,以及脉结、代等外在表现。

二、春季养肝与治未病

③心主神志,人的精神、意识和思维活动是大脑的生理功能,即大脑对外界事物的反映,属于五脏,归属于心的生理功能。具有精神振奋,神志清晰,思维敏捷。反之,出现精神意识思维的异常,而有失眠、多梦、神志不宁,甚至谵狂;或有反应迟钝、健忘、精神萎靡,甚则昏迷,不省人事等临床表现。心在志为喜,太过与不及的变化,过亢者嬉笑不止,不及者易悲,都会影响疾病的发生发展。

④心主血,肝藏血。人体的血液生化于脾,贮藏于肝,通过心以运行全身。心主行血的功能正常,则血运正常,肝有所藏;如肝不藏血,则心无所主,血液的运行必致失常。正由于心和肝在血行方面密切相关,临床上"心肝血虚"亦会同时出现。心主神志,肝主疏泄。人的精神、意识和思维活动虽由心所主,但与肝的疏泄功能亦密切相关。由于情志所伤,多化火伤阴,而心肝阴虚,心肝火旺亦常相互影响或同时并见。

(2)火生土:火为心,土为脾。心主血,脾统血,脾又为气血生化之源,故心与脾的关系密切。血液充盈,心有所主。脾气健旺,脾的统血功能正常,则血行脉中,而不逸出于脉外。心脾两脏亦常互为影响,如思虑过度,暗耗心血,又可影响脾的运化,脾气虚弱,运化失职,气血生化乏源,导致血虚而心无所主。如脾不统血而致血液妄行,则会造成心血不足,均可出现眩晕、心悸、失眠、多梦、腹胀、食少、体倦、面色无华等主要见症的"心脾两虚"。

(3)火克金:火为心,金为肺。心主血和肺主气、心主行血和肺主呼吸,气和血相互依存、相互为用。肺主宣发肃降和"肺朝百脉",能促进心的行血作用。而肺的气虚或肺失宣肃,均可影响心的行血功能,而导致血液的运行失常、涩滞,出现胸闷,心率改变,甚则唇青、舌紫等血瘀的病理表现。反之,如心气不足、心阳不振,瘀阻心脉等导致血行异常,会出现肺的宣发和肃降功能失常,出现咳嗽、气促等肺气上逆的病理现象。心肺之间在病理上也相互影响。

(4)金生水:金为肺,水为肾。肺与肾表现在水液的代谢和呼吸运动两个方面。肺为"水之上源",肾为主水之脏,肺的宣发肃降和通调水道,有赖于肾的蒸腾气化。反之,肾的主水功能,亦有赖于肺的宣发肃降和通调水道。因此,肺失宣肃,通调水道失职,必累及于肾,而至尿少,甚则水肿;肾的气化失司,关门不利,则水泛为肿,甚则上为喘呼,咳逆倚息而不得平卧。

肺主呼气,肾主纳气,肺的呼吸功能需要肾的纳气作用来协助。肾气充盛,吸入之气方能经肺之肃降而下纳于肾,故有"肺为气之主,肾为气之根"之说。肾的精气不足,摄纳无权,气浮于上;或肺气久虚,久病及肾,均可导致肾不纳气,出现动则气喘等症。肺与肾之间的阴液也是相互资生的,肾阴为一身阴液之根本,所以肺阴虚可损及肾阴。反之,肾阴虚亦不能上滋肺阴,而肺阴虚常可同时并见,出现两颧嫩红、潮热盗汗、干咳声哑、腰膝酸软等症。

(5)水生木:水为肾,木为肝。肾为肝母,水能生木。肝藏血,肾藏精。精和血之间存在着相互滋生和相互转化的关系。血的化生,有赖于肾中精气的气化,肾中精气的充盛,亦有赖于血液的滋养。所以说精能生血,血能生精,有"精血同源"之说。精与血在病变上也常相互影响。如肝为风脏,因精血衰耗,水不涵木,木少滋荣,致肝阳升发、亢逆无制,搅扰横逆,侮肺金,动心阳,逆行脾胃之间,出入升降之机被抑,气化因之失常,故可见气滞血瘀、生痰、蕴湿、化火诸变,出现"肝阳上亢",眩晕欲仆,或肢体拘挛,半身不遂,口眼㖞斜,舌强语謇等症状。

2. 肝病的传变

肝为"五脏之贼",肝病虚实,皆可以母子相及和乘侮的方式影响其他四脏。

(1)母病及子:即肝病及心。主要有:肝血亏虚,不能滋养心血,导致心肝血虚;肝火亢盛,引动心火,导致心肝火旺。前者为虚,为"木不生火";后者为实,为母盛致子实。两者皆属母病及子。

二、春季养肝与治未病

(2)子病及母:即肝病及肾,主要有:肝火亢盛,下劫肾阴,导致肾阴亏而肝火亢,为子盛导致母虚,称为"子盗母气";肝阴不足而肝阳偏亢,久病及肾,累及肾阴,导致肾阴也亏,"水不涵木",肝阳上亢;肝血亏虚,不能充养肾精,导致肝肾精血亏虚,经闭或不孕;心阳虚衰,不能温煦肝脉及胞宫,久之损及肾阳,导致肾阳亦衰,下焦虚寒,宫寒不孕。后三者当属"子不养母",多为子母皆虚之证。

(3)乘:即肝病乘脾。常见的有:肝气郁结或肝气上逆,乘脾犯胃,导致脾胃气机升降失常,引起肝气犯胃证或肝脾不和证。称为"木旺乘土"。若脾胃虚弱在先,肝气郁结或亢逆在后,则致"土虚木乘"的肝脾不和或肝胃不和证。

(4)侮:即肝病侮肺。主要有:肝气郁结,久而化火,或肝气上逆,亢而化火。肝火上炎,左升太过,耗伤肺阴,右降不及,导致肝火犯肺证。称为"木火刑金"或"木亢侮金"。若肺阴亏虚在先,肝火上炎在后,则致"金虚木侮"的肺阴虚而肝火旺之证。

从高血压病说起,本病属中医学的眩晕证。《病机十九条》说"诸风掉眩,皆属于肝"。高血压病发生以后,有一定的发展趋势和传变规律,肝与多脏腑之间的动态平衡受到破坏,病位可由肝传变失调的另一方。在高血压病发生过程中,感受外邪(六淫)或七情内伤,由于四时气候的变化不同人体感受外邪也有区别。在脏腑之间传变,从六经看,足少阳经与足厥阴肝经,二经相交,表里相合,彼此之间较容易发生传变。经脉行于外,脏腑居于里,经脉有病,可内传脏腑,脏腑有病则可达经脉。正如《素问·皮部论》所说:"邪客于皮则腠理开,开则邪入客于络脉满则注于经脉,经脉满则入舍脏腑也。"脏腑之病亦可通过经脉外达于体表,使经脉脏腑同病。《灵枢·经脉篇》说:"足厥阴肝经,起于足大趾爪甲丛毛处,向上沿足背至内踝前一寸处,向上沿胫骨内缘,在内踝上八寸处交出足太阴脾经之后,上行过膝内侧,沿大腿内侧中线进入阴毛中,绕阴器,至小腹,夹胃两旁,属肝,络肝,向上穿过膈肌,分布于胁肋部,沿喉咙的后边,向上进入鼻咽部,上行连接目系,出于额,上行与督脉会于头顶部。故肝脏有病可反映出一系列症状,如肝阴不足,阴虚阳亢,肝的阳气升动,上扰清空出现眩晕;肝阴肝血不足,不能上荣于目,肝目失养出现视物昏花;肝阴血不足,筋脉失养,经脉血气不和,出现的四肢麻木,关节不利,筋挛拘急、抽搐;肝郁气滞,气机阻塞,或痰气交阻,或气血互结,而致经气不利,脉络不通,出现的乳房,两胁,小腹疼痛等;气郁化火,气火上逆的巅顶剧痛。"

以肝病传肾之说,肝藏血,肾藏精,有"肝肾同源"之说。精生血,血化精,为"精血同源"。在病理上精与血的病变亦相互影响,肾精亏损,可导致肝血不足;肝血不足,也可引起肾精亏损。又如肾阴不足可引起肝阴不足,阴不制阳而导致肝阳上亢,出现眩晕耳鸣,头目胀痛,面红耳赤,急躁易怒,腰膝酸软,头重足轻,心悸健忘,失眠多梦,舌红,脉弦有力的"水不涵木,虚阳上扰"之症。又如肝阴不足,导致肾阴的亏虚,而致相火上亢。反之,肝火太盛亦可下劫肾阴,形成肾阴不足,出现虚火时炎,面白颧赤,唇红、口燥,咽干心烦,手足心热,头晕眼花,耳鸣,腰腿酸软无力,骨蒸盗汗,多梦遗精,大便秘结,小便短少,脉细数,舌红少苔之象。

以六腑之间的关系说,六腑,是以"传化物"为其生理特点,六腑之间的相互关系,主要体现于饮食物的消化、吸收和排泄过程中的相互联系和密切配合。饮食入胃,经胃的腐熟和初步消化,下传于小肠,通过小肠的进一步消化,泌别清浊,清者为精微物质,经脾的传输,以营养全身;其剩余之水液,吸收后,成为渗入膀胱的尿液之化源;其浊者为糟粕,下达于大肠。渗入膀胱的尿液,经气化作用及时排出体外;进入大肠的糟粕,经传导与燥化,而由肛门排出体外。在饮食的消化、吸收和排泄过程中,有赖于胆汁的排泄以助饮食的消化;三焦的水谷传化、气化,推动和支持着传化功能的运行,不断地受纳、消化、传导和排泄,虚实更替着。六腑之间在病理上亦相互影响,如胃有实热,消灼津液,致大肠传导不利,大便秘结

二、春季养肝与治未病

不通;大肠燥结,便闭不行,影响胃的和降,使胃气上逆,出现恶心、呕吐等症。如胆火炽盛,常可犯胃,胃失和降,则呕吐苦水。脾胃湿热,熏蒸肝胆,使胆汁外泄,可发生黄疸病证。六腑以通为用,但亦有太过、不及,应以辨识。

肝与六腑中的胆病变,这脏与腑的关系,是阴阳表里关系。由于脏属阴,腑属阳;脏为里,腑为表,一脏一腑,一阴一阳,一表一里相互配合,并有经脉相通络属,从而构成了脏腑之间的密切关系。肝与胆,胆附于肝,有经脉互为络属,构成表里关系。胆汁来源于肝之余气,肝的疏泄,发挥着正常排泄作用。如肝的疏泄功能失常,就会影响胆汁的分泌与排泄;反之,如胆汁排泄不畅,亦影响肝的疏泄。情志所伤,肝失疏泄,肝病常影响及胆,胆病常波及于肝,终则肝胆同病,如肝胆火旺、肝胆湿热等。

①肝病实脾中的肝病,是中医学广泛意义上"肝的病变",其具体病证可为"肝郁""胁痛""肝著"等,这些肝的病变与现代医学中肝胆系统的某些疾病表现有关,特别是和其中的"肝炎""肝硬化"的临床表现较为相似,而在这些疾病过程中,确实常出现一系列消化功能障碍的症状体征,按中医脏腑病机传变理论分析,属于肝病影响了脾胃功能。因此,这里的肝病,按传统认识一般多指肝的实证,所谓"实则传,虚则不传"。这种认识主要是基于五行理论的"木旺乘土"之说,有着一定的局限性。从肝与脾的生理联系看,肝的疏泄功能对脾的运化功能起着非常重要的促进作用,因此无论肝实或肝虚,只要出现了肝的疏泄功能失常,就可以从多途径影响脾的运化功能,最终导致肝脾同病。所谓"实脾",其直接含义是使脾气充实。治肝先实脾气,是在掌握肝病容易传脾病机演变规律的基础上采取的预防性治疗措施。实脾,有补脾之意,而补脾也是广义的概念,补脾既可以是补脾的气血阴阳,也可以是清脾(胃)湿热,祛脾(胃)寒湿,主要在于调理脾脏,使脾气健运,保持良好的功能状态。按肝病实脾理论,临床对肝郁或肝虚而又素体脾虚的患

者,即使暂未出现脾病的症状,也应在疏肝或益肝的同时,及时加入健脾之药;对于肝郁而脾(胃)尚健的患者,应注意在用香燥之品疏肝时,酌加甘缓益脾的药物,以防止伤脾。

②肝病实脾是一种预防性的早期治疗,运用时应与"肝脾同治"加以区别。前者用于肝病有传脾趋向或素体脾虚,但脾尚未出现病变时,治疗重点在肝,治肝时略加顾脾之品;后者用于肝脾同病,治肝治脾的比重,根据两脏病变偏颇决定。对于内伤脏腑病变都应以运用既病防变的早期治疗原则。由于脏腑之间生理上的密切联系,所以病理上会发生相互的影响,即发生多种形式的病理传变。如最常见的五脏之间的乘侮、子母相传;脏腑之间的脏腑相合之传;六腑之间在消化吸收过程中协同依存关系失调的病理传变。而脏腑疾病的传变不是仅仅局限在两个脏器之间,病变可以传给一个脏或腑,也可以同时传给多个脏腑。因此,掌握脏腑病变的传变规律,对可能被传及的脏腑进行预先性治疗,就可以阻断其病理性损害的深入,控制疾病的传变和危变。

疾病的传变,病证由实转虚,病情由轻变重的现象。从疾病性质上说,应当去其邪实,防其正虚,当驱邪以扶正,防其传变。因此,把握疾病发展演变的规律,可预防和阻断疾病的传变。总之,由于体内正邪力量的消长,病情总是处在不断变化中。当人体正气亏虚,容易遭受外邪的侵袭和内因诱发,应及早诊治,不致一病传变而失治。另外,要防误治,如病在卫分,而治在气分;病在卫气,而治在营血,则邪不得外达而内陷。因此,必须根据疾病传变规律,"务必先安未受邪之地"使正气少受损伤。诚如《难经·七十七难》所说:"上工治未病,中工治已病者,何谓也,然:所谓之为病者,见肝之病,则知肝当传之于脾,故先实其脾气,无令得受肝之泻。故曰治未病焉。中工者,见肝之病,不晓相传,但一心治肝,故曰治已病也。"说明肝木能乘克脾土,在临床上治疗肝病,要结合健脾和胃的治则,这是既病防变法则的具体应用。

三、春季养肝与调摄养生

生命是自然界发展到一定阶段的必然产物,天地是生命起源的基地。人禀天地之气而生,沐四时之气而成,是世间最宝贵的。正如《素问·宝命全形论》所说"天覆地载,万物悉备,莫贵于人"。中医养生学认为,从天人相应的整体观出发,春季养肝,以正气为本,重在预防为主,持之以恒地用正确而科学的养生知识和方法调摄机体,以提高身体素质,增强防病抗衰的能力,从而达到延年益寿的目的。

中医学认为,人体保持健康的一个重要因素是增强体质。体质是先天遗传和后天获得所形成的在形态结构、功能活动方面固有的、相对稳定的个性特征,并表现为与心理性格的相关性。一般来说,体质壮实者气血阴阳充足,脏腑功能健全,正气充盛而身体强壮;反之,体质虚弱者气血阴阳不足,脏腑功能低下,正气亏虚而身体羸弱。体质的形成关系到先天和后天两个方面。先天的因素完全取决于父母,如《灵枢·天年》说:"人之始生……以母为基,以父为楯。"《灵枢·寿天刚柔》说:"人之生也,有刚有柔,有弱有强,有短有长,有阴有阳。"也就是说,父母的体质特性往往对后代的体质状况产生直接的影响,是人的体质形成的第一要素,并在人的一生中都将明显地或潜在地发生作用。后天的因素主要包括饮食营养、生活起居及劳动锻炼等,这些来自后天生活环境的影响,在遗传性的基础上进一步促进了体质的形成,或者促使某种体质的稳定和巩固,或者促使体质发生转变。虽然从一定意义上说,体质是相对稳定的,一旦形成不易很快改变,但也并不是一成不变的,可以通过中医养生药食调摄的方法来进行改善。不同体质的人应当采用不同的养生方法,如体质较强之人,不可恃其强壮而忽视摄生,甚至肆意克伐,应重在注意预防疾病,因为疾病可以损伤人体,使人体素质下降,防病则可维护体质;同时还应加强锻炼,促使气血阴阳流通,不使邪气停着。对于体质虚弱之人,除了预防疾病以外,在日常生活和工作中,更应重视养生保健,如饮食调理适宜,起居有节,劳逸得当,并采取适当的锻炼方法,促使体质不断增强。

(一)春为风季

风,为风格和特色,风为春季的主气,但四季都有风,故风邪引起的疾病虽然以春季为多,但也不限于春季。四时气候的变化,四季风即是以适应四季气候变化来防治疾病的风格和特色。四季疾病的防治以顺应自然、天人相应、调合整体、循环往复为特色。

1. 顺应自然

南丁格尔说:"自然能够治病,我们必须借助自然的力量。"自然是天地赋予人们的一切。人的生命活动与大自然息息相关,其中包括气候变化,环境条件,人与动物、植物的协调,人与环境的和谐等。具体地说是因时、因地、因人制宜,是指治疗疾病要根据季节、地区及人的体质、性别、年龄、人种、职业及习惯等的不同制订相应的治疗方法。中医学认为,人体的心、肝、脾、肺、肾5个脏器的盛衰与春、夏、秋、冬四季有相应的变化规律;人的脉象变化也与四季有关,冬偏沉,夏显浮,春秋处于过渡状。现代医学也表明,人的体温、血压、脉搏、呼吸、尿量与尿的成分、激素、酶等内源性生理节律都与四季、昼夜规律变化有关,即"生物节律"。顺应这些节律,身体就会健康,反之就会觉得不适,甚至会发病。可见疾病的

三、春季养肝与调摄养生

发生、发展与转归,受到多方面因素的影响,特别是时令气候、地理环境及个体素质,对疾病的影响最大。

春季风气当令,"风者,百病之始也"。人体的皮肤腠理变得疏松,阳气向外发泄,腠理开泄,感受风寒或风湿之邪,由表入里,内归于肺,水道不通,以致风遏水停,风水相搏,泛溢于肌肤,则多用解表散寒,利水的方药,如越婢汤、麻黄加术汤之类。解除表邪,宣发肺气,有利肺气的肃降和水道的通畅。但注意不能宣发太过,若汗出者去麻黄,加紫苏叶,以免耗伤气阴。秋冬气候由凉变寒,阴盛阳衰,腠理致密,阳气内敛,若上壅肺系,出现咽喉肿痛偏热时,以清解利咽的板蓝根、桔梗、连翘,当慎用如石膏、寒水石等寒凉之品,以防伤阳。但人不能一味地去适应自然,有时对恶劣的自然条件要抗争、抵御、预防等,这就是改造自然。改造自然,就是人去防御和战胜恶劣的自然灾害,把有害于人体的自然因素,改造成为无害或有利的自然条件,如春风、夏暑、秋燥、冬寒等致病因素,通过人的智慧和科学技术来战胜自然,改造自然。

2. 天人相应

《黄帝内经》首先提出"天人相应"观。就是说人们生活在自然界中,同时也是自然界的组成部分之一,人体的生理活动受自然的影响而不断地调整和适应。《素问·阴阳应象大论》中说:"天不足西北,故西北方阴也,而人右耳目不如左明也。地不满东南,故东南方阳也,而人左手足不如右强也。"天人相应则与四季变化、昼夜晨昏、地土方域3方面相适应。

(1)四季变化:春属肝木,其气温;夏属心火,其气热;长夏属脾土,其气湿;秋属肺金,其气燥;冬属肾水,其气寒。在这种气候变化的影响下,各种生物就会有春生、夏长、长夏化、秋收、冬藏的变化相适应,故就人来说,从防治疾病角度,当与此相应。春天寒冷减退,春风送暖,草木萌发,阳气发,万物复苏、生机勃勃。春季风气当令,而风邪既可单独作为致病因素,也常与其他邪气兼夹为病。当风邪侵袭人体,如伤风感冒;因风寒之邪而发病,如风寒感冒。

(2)昼夜晨昏:自然界充满着各种节律性变化,诸如昼夜交替、海水涨落、月亮盈亏、季节变换等。而一般疾病随着1天24小时有不同变化,《内经》有"旦慧、昼安、夕加、夜甚"的24小时基本变化的基本规律,这是与天之阳气变化密切相关,而现代生物钟学说与"天人合一"相一致。人体的生物钟与大自然的变化也是一致的。《素问·生气通天论》说:"阳气者,一日而主外,平旦阳气生,日中而阳气隆,日西而阳气虚,气门乃闭。"正是由于人与天的这种相关性,因此在疾病发生与病情变化,存在着夜间至凌晨病情加重或发病的现象,如人们常常听说某人夜间睡眠中心脏病发作了,或某人早晨起床后发现脑中风了,或某人夜间哮喘又发作了或加重了,使其不能卧床入睡等等。而许多病症的发生,在每昼夜中确实显示了一段易发时间,它被称为疾病的"危险时刻"。这个危险时刻的存在,体现了人体功能的昼夜周期节律性,也就是疾病发生或称病理活动的昼夜周期节律性。研究发现,每天凌晨4点前后是多种疾病易发和人类死亡率最高的时间段。所以,凌晨4点左右被视为疾病易发的"危险时刻"。应该说危险时刻形成有因。每种疾病的发生有着其各自的病理基础的个性因素,但众多疾病会"不约而同"地发生在同一段时间内,除了个性因素外,还有发病的共性因素。因此,熟悉疾病发生和发展,甚至病死时间的规律,对这一时段必须严密观察,能够预测这些不幸事件的猝发时间,医患均尤应注意,以便发生时及时采取有效防治措施,挽救病人于危难之中。警惕危险时刻凌晨4时。

(3)地土方域:由于地域不同,尤其我国幅员辽阔、人口众多,除气候条件差异外,地理环境与人们的生活习惯各不相同,因此直接影响着人的生理、病理的变化,亦由此形成各地的疾病谱,如江

三、春季养肝与调摄养生

南水乡,河道纵横,湖泊棋布,气候潮湿,人体柔弱,故多虚、多湿之证;西北高原之地,多寒多燥,体质壮实,故多实、多热之证。在疾病的治疗中,就需适当辨别其地域性,而随证加减,对症治疗及辨证施食。

3. 调合整体

人是一个有机整体,以五脏为中心,通过经络将人体连结成一个完整的体系。人体有内环境与外环境之别,内环境与外环境是相统一的。内、外环境的统一,这就是调合整体的过程。

(1)内环境是一个有机整体,各个组织器官之间,在结构上是不可分割的,在生理上是相互制约、相互依存、相互协调和相互为用的,在病理上是相互影响的。具体地说,以五脏(心、肝、脾、肺、肾)为中心,配合六腑(胆、小肠、胃、大肠、膀胱、三焦),通过经络内联于脏腑,外联于筋骨关节。五脏代表人体的5个系统,把六腑、五体、五官、九窍、四肢百骸等全身组织器官联系成有机整体,并通过气、血、津液的输布完成机体统一的功能活动。因此,气、血、津液和脏腑、经络等组织器官之间,无论在生理还是病理方面,始终存在互为因果的密切关系,而不是孤立的。

(2)外环境是指天地阴阳的变化,内外环境是一个协调的整体,《素问·阴阳应象大论》中说:"天地者,万物之上下也;阴阳者,血气之男女也;左右者,阴阳之道路也;水火者,阴阳之征兆也;阴阳者,万物之能始也。"这里说的是"阴阳"的概念,阴阳其实包括天地人间一切,所以从阴阳的角度看,天、地、人是统一的整体。人与自然的和谐,就是要把人体看成是自然界的一部分。因而在观察人体的生理病理变化时,不能仅仅孤立地着眼于人的机体本身,而应看到人与自然界存在着的有机联系。天、地、人相互联系,注重天时物候的变化对人体生理病理的影响,避免那种头痛医头、脚痛医脚的片面的机械方法。对疾病来说,内环境是指五脏为中心的整体,而病之邪气,可由一邪独具始终,可由一邪衍生他邪,又有数邪交结同病。如一疾病尚且有身兼他病,或发于前,或发于后,或同时并病。所以,其他脏腑皆可累及发病,如高血压病从肝肾论治,调整脏腑气血功能。

  内环境与外环境的调合整体,就是随着季节变化与相对应脏腑,按五行属性进行辨证施治,即春属木,主风;夏属火,主暑;长夏属土,主湿;秋属金,主燥;冬属水,主寒。肝肾同居下焦,肝木需赖肾水之濡养,肾精充足,则肝亦得濡养;肾水上济于心,心火下交于肾,水火既济,则阴阳平衡;肾为先天之本,脾为后天之本,脾之健运,有赖于肾阳温煦,而肾气充沛,有需脾胃之补养;肾主纳气,气根于肾而归于肺,故有助肺之吸气和肃降之能。如春季高血压病好发,"五脏之伤,务必及肾"损伤精气,而生多种疾病。如肾阳虚衰,关门不利,气不行水,水湿内聚,或泛溢肌肤,则为饮为肿;下元亏损,命门火衰,则为阳痿、五更泄泻;肾气亏耗,封藏失职,固摄无权,常致滑精、早泄、小便失禁;气不归元,肾不纳气则喘逆、短气;劳伤日久,其阴亏虚,水不涵木,肝肾不足,出现眩晕、耳鸣,以及下消等病证;肾阴耗伤,阴不济阳,虚火上越,心肾不交,出现虚烦不寐、心悸健忘、潮热盗汗、梦遗等证。肾阳衰惫,膀胱气化不利,导致癃闭。在治疗上肾之寒,阳虚之变;肾之热,阴虚之变。肾虚之证,一般分为阴虚、阳虚两类,以"培其不足,不可伐其有余"。阴虚者忌辛燥,忌过于苦寒,宜甘润益肾之剂,以补阴配阳,使虚火降而阳归于阴,所谓"壮水之主,以制阳光";阳虚者忌凉润,忌辛散,宜甘温益气之品,以补阳配阴,使沉阴散而阴从于阳,所谓"益火之源,以消阴翳"的治疗方法。至于阴阳两虚,则精气两伤,就宜阴阳并补。肾阴虚者,相火偏亢,阴虚生内热,治法均以滋阴为主,参以清泄相火,用知柏地黄丸之类。肾阳虚者,在温肾的前提下,佐以填精益髓等血肉有情之品,资其生化之源。前面已说到肝肾与其他脏腑的关系非常密切,如肾阴不足,导致水不涵木,肝阳上亢;或

三、春季养肝与调摄养生

子盗母气,耗伤肺阴;或水不上承,心肾不交。肾阳亏虚,又易形成火不生土,脾阳衰弱。对于这些病证,通过治肝肾及参治他脏,具有积极的意义。

4. 循环往复

四季变化,年复一年,循环往复,看似不变,其实变动不居,年年变化,尤其六淫之邪,每年不同,常有非时之气,造成季节性疾病的变化。《瘟疫论》指出:"夫瘟疫之为病,非风、非寒、非暑、非湿,乃天地间别有一种异气所感。"因此,认识到这一点,对我们做好防疫工作有极大帮助。如2003年发生"非典"的肺系疾病,就是非时之气所致非时之邪,出现非常之变。

四季的循环往复,必须知常达变,知其常以防一万,知其变以防万一,四季中冬、春对疾病影响较大。冬、春季节,多数地区的大气压、风速、温差均处于极不平衡状态,变化多端的气候,冬季天寒地冻,寒冷刺激使血管收缩,春天乍暖还寒,致人体难以适应,易导致疾病的复发和加重。知其四季发病的一般规律就能建立预防措施,能及时应对突如其来的变化。

(二)绿色情韵

绿色韵,韵为情韵,随着科学技术的发展,人类向往的是回归自然、追求时尚、跑在前卫;绿色是当今世界上最时尚和最前卫的色彩,它已不仅是色彩上的翠绿使人赏心悦目,而且是一种时尚的代表色。一切事物的情韵,如21世纪医学的回归,是回归至高层次的自然医学,也包含原始的自然医学内容。自然医学在历史层面与当代层面的这种结合,便形成了一门新的学科,即"绿色医学"。医院有绿色通道,交通有绿灯通行,有创绿色环保,食品有绿色食品,世界有绿色世界,因此绿色是时尚和前卫的代表。所谓绿色情韵,可在四季疾病的防治中以自然疗法、以人为本、返朴归真、医之本色4方面来表现。

1. 自然疗法

自然疗法是天然的、源于生活的,寓运动、饮食、娱乐及各种健身、治疗于一体的一种防治疾病的方法。对于疾病的治疗来说,人们常规是去医院就诊,给予打针、吃药、手术等,这种治疗方法勿需非议,尤其是对于急、危、重症及时去医院就诊,使这些病人的生命得到挽回。但从长远、积极、根治的角度去说,应当提倡自然疗法,尤其有利于慢性病病人。自然疗法是一种绿色、贴近人们生活的治疗方法,如饮食疗法、运动疗法、药茶疗法、起居疗法、音乐疗法、按摩疗法、手及足疗等,皆属自然疗法的范畴,可以任意选用,达到绿色治疗的目的。

2. 以人为本

以人为本也是符合人们绿色情韵的一种治疗方法和思想,如医生离开人而一味地从"病"来治疗,那就会使治疗显得本末倒置,适得其反。不能以得了病就得治病,殊不知病是发生在人身上的,应当以人为本,应处处从病人的方面考虑问题,尤其对疑难重病,或不治之症,必须要以人为本,不能一味地去治病,或求疾病的根治。应从以人为本进行治疗,以人的生存、生命为基本治疗目的,促进医患沟通,应"数问其情,以从其意"。通过辨证论治的方法,对症下药。力求一种绿色的治疗方法,以人为本,贴近人情,常给患者绿色情韵,使患者带病而尽终其天年。

3. 返朴归真

朴,是朴实无华,即原汁原味的东西,不加任何修饰与杂质。真,是本原,或自身。《庄子·秋水》有谓:"谨守而勿失,是谓反其

三、春季养肝与调摄养生

真。"即实实在在的精华所在。返,是回到原来的地方;归,是达到真正的目的。所以反朴归真是回到原始、回归大自然、无污染的质朴无华的世界,才能达到实实在在人所需要的精华。返朴归真是一种纯绿色情韵的治疗方法,如鼻嗅法(将适量菊花装入枕头,夜间睡眠时枕之。通过自然呼吸中药的气味,使药物直接作用于肺部。对菊花过敏者禁用)、药枕疗法、敷贴疗法、耳尖放血疗法等,就是一种绿色的返朴归真的治疗方法。

4. 医之本色

传统医学可以说是绿色医学,中国传统医学即中医与各民族医学是本色之医学。我国古代有"神农尝百草"治病的记载,因此医学起源的本色,是大自然的恩赐,这就是医药的本色。

(三) 防御之姿

防御之姿,防御犹如绿色的围墙,起着保护庭院、防止外来侵犯,起着阻隔与屏障的作用。姿是姿态,防御的姿态是围护。围即包围,护是防护,即时时刻刻起着包围身体,防止外邪,围护人体的职责。

1. 包围身体

主要是"实表",即充实肌表。肺主气,司呼吸,在体合皮,其华在毛,皮毛包括皮肤、汗腺、毫毛等组织,是一身之表,依赖卫气和津液的温养和润泽,成为抵御外邪侵袭的屏障,筑起坚实的"围墙",也就是说,防止六淫之邪,尤其是风寒之邪的入侵,不使肌表外露或受风寒,如及时保暖、防风,添加衣、被,使肌表、腠理致密,尤其是头、背、腰部的保护。"伤于风者,上先受之",又"寒喜中肾",因此对患者的头、背、腰部需要戴帽、加背心或护腰的保健用品,在寒冷季节或夜间及时穿戴,以免受寒影响血流量,不利于疾病的康复。其次是药食的固表,如玉屏风散(白术、防风、黄芪)益气固表,黄芪炖鸡药食调养。这种防止外邪,包围身体的预防措施是积极、有效的方法。

2. 防御外邪

防御,主要是防止六淫之邪的入侵,四时之变,尤其是六气太过成为六淫之邪,或非其时而有其气。在人体适应能力有限的情况下,要防御外邪,特别是风寒之邪的侵犯。防六淫、慎风寒显得非常重要,尤其疾病当遇风寒,风为外邪致病的先导。"风者,百病之始也""寒气通于肾",如肾之疾,肾为寒水之脏,寒邪致病,旧病复作。因此,随时做好防寒保暖工作,或及时避让风寒的侵袭。一旦感受六淫之邪,需解表散寒、托邪外出,不能闭门留寇,否则后患无穷,或迁延不愈,或旧病发作,变证百出。

3. 安静调治

治病、养病必须有一个安静的环境,不受外界干扰。尤其急性病病人应以休息为主,可防止症状加重,如老年病人机体抵抗力明显低下,特别要顺应自然变化,在一个安静环境下,保持足够的睡眠时间,有利于疾病的康复。

(1)外环境的安静:减少或消除噪声,摆放能调节空气的绿色花卉,如吊兰、文竹、仙人球等。

(2)内环境的安静:对病人要进行心理疏导,对其家人要劝解说服,减少对病人的探访,避免交叉感染等。

4. 呵护健康

健康是正常人体的高度概括。人要达到健康是一件非常难的事。健康,用一般的概念是指各生理功能正常,无疾病,生活质量

三、春季养肝与调摄养生

高的一种生存状态。健康,包括的内容很广,有精神上健康,机体上健康,其他如语言、行为、形象等方面的健康。如就高血压病的病人来说,已不是健康之体了,更要呵护。但对于未病的人来讲,绿色防御能呵护健康,若能包围身体,防御外邪入侵,在安静环境中生息调养,这就是绿色防御呵护健康的含义。

四、春季养肝的药食调养

(一)春季养肝的意义

肝主春,春季是万物生发、推陈出新的季节,自然界阳气开始生发,人体之阳气也与自然界相应,向上向外升发。中医学认为,外界气候变化对人体气血的影响是很显著的,如在天热时气血畅通易行,天寒时则气血凝滞沉涩。春天之气候介于炎热的夏天和寒冷的冬天之间,气候温和,人体气血活动亦介于两季节之间的状态,即春天的气血活动也逐渐增加。春季,此时"肝者……为阳中之少阳,于春气"。"肝主春",就是说人体肝脏与春季相应,流行风疹、腮腺炎、流行性脑脊髓膜炎等,应注意防范,做到"虚邪贼风,避之有时"。

1. 春季的特点

(1)风为阳邪,其性开泄,易袭阳位。风邪善动而不居,具有升发、向上、向外的特性,故属于阳邪。其性开泄,易使腠理疏泄而开张。正因其能升发,并善于向上向外,所以风邪侵袭,常伤及人体的头面部、阳经和肌表,使皮毛腠理开泄,常出现头痛、汗出、恶风等症状。正如《素问·太阴阳明论》所说:"故犯贼风虚邪者,阳受之。"又说:"伤于风者,上先受之。"肝气旺于春,当平素阳盛火旺,肝阳上亢(高血压病);或常有恼怒郁满,气郁化火,耗伤肝阴,风阳

四、春季养肝的药食调养

内动,风火上扰,风火皆属阳,阳主乎动,风火相搏,扰动于上,则头晕胀痛,烦躁易怒,怒则晕痛加重,面赤耳鸣,少寐多梦,口干口苦,舌红苔黄,脉弦数。皆为风火亢盛之证,中年以上,风火眩晕,应警惕是否为中风先兆,当及时防治。

(2)春季病变范围广,风邪善行而数变,"善行"为风邪致病,病位肝的功能在春季比较旺盛,肝主藏血、肝主疏泄的功能也逐渐加强。春季风气当令,在人体应肝。春季是由冬寒向夏热过渡的季节,正处于阴退阳长、寒去热来的转折期。此时阳气渐生,阴寒未尽。所以春季气候多变,温差幅度很大,忽冷忽热,乍暖还寒。在这个季节里,肝病、高血压病、冠心病病人的病情容易发生变化,另外,由于从冬入春,人们的抗病能力还未适应气候之变,流行性传染病亦较多,如流行性感冒、麻疹。风游移,行无定处。"数变",风邪致病具有变幻无常和发病迅速,故一般发病多急,传变较快。在表可稽留于皮毛或肌肉腠理之间,或游定于经脉之中;逆于上,可直达额顶;犯于下,可侵及腰膝胫腓等。

(3)风为百病之长,风邪为六淫病邪的主要致病因素,寒、湿、燥、热诸邪多依附于风而侵犯人体,如外感风寒、风热、风湿等。因此,风邪常为外邪致病的先导,故《素问·骨空论》说:"风者,百病之始也。"

(4)"风胜则动"邪热炽盛,则热盛动风,肝阳升腾无制,则阳化为风;肝的阴虚耗损太过,筋脉失养,虚风内动,出现肢体运动异常,如抽搐、痉挛、颤抖、蠕动,甚至角弓反张、颈项强直等症。

(5)"风五脏之俞,则为脏腑之风"。风邪外袭,内发于脏腑的"风"病,谓:"虚邪(风邪)偏客于身半,其入深,内居营卫(血脉),营卫稍衰,则真气去,邪气独留,发为偏枯(偏瘫)。"为人体"络脉空虚",正气不足,风邪乘虚入中,内外因素相互作用所致。

(6)"风邪为患",兼杂为病。风邪常与其他邪气相兼合并侵犯人体,如与热合则为风热,与寒合则为风寒,与风寒湿三气杂至而侵害人体,则出现临床上的风热外感、风寒外感、风湿痹症等。另外,风还可与体内之病理产物如痰相结合而成风痰,风痰上犯,痰浊中阻,上蒙清阳出现眩晕、头重如蒙、胸闷、恶心、食少、多寐,舌苔白腻,脉濡缓者。

由于立春之后气候向暖,阳气始发,气温渐渐上升。人体变化也由此开始。肝木应于春,人体少阳开始升发,肝阳、肝火、肝风也随着春季阳气的升发而上升。这时如调理不当,或肝气郁结,导致肝木偏亢,不仅不能"乘脾(木乘土)",胃气上逆,出现嗳气吞酸,甚则脘痛;横逆犯脾,甚则痛泻交作;还易上逆犯肺,由肝升太过,或肺降不及,则气火上逆,出现咳逆上气,甚则咯血等临床表现,称之为"肝火犯肺"。相反,肺失清肃,燥热内盛,亦可影响及肝,肝失条达,疏泄不利,则在咳嗽的同时出现胸胁引痛胀满,头晕头痛,面红目赤等症。因此,注意肝脏的生理特征,疏泄肝气,保持情绪的稳定,使肝气条畅而不影响其他脏腑。饮食起居应顺肝之性,助益脾气,五脏平和。自身的精神、情志、气血也如春天一样舒展畅达,生机盎然。

2. 药养与增益

春季养肝的用药注重以养阳,固护阳气。阳,是指人体阳气,阳气与阴精既对立又统一。阳气,泛指人体之功能;阴精泛指人体的物质基础。"阳气者,卫外而为固",意思是说,阳气对人体起着保卫作用,可以使人体坚固,免受自然界六淫之气的侵袭。由于肾藏之阳为一身阳气之根,在养阳上还包含有养肾阳之意,《素问集注》有"春夏之时,阳盛于外而虚于内,秋冬之时,阴盛于外而虚于内,故圣人春夏养阳,秋冬养阴,从其根而培养之"。

(1)适时施药:药物养肝须根据气候的特点,与人体脏腑组织的内在联系来合理地进行调养。春为"发陈"之季,阳气日升,肝气当令,宜用温散升提之品,以助阳气,同时注意抑肝养脾,以防木旺

四、春季养肝的药食调养

贼土。

(2)因人用药:年龄有老少之别,少儿纯阳之体,生机旺盛,但脏腑娇嫩,气血未充,不胜补药,恐有拔苗助长之虑;青壮年筋骨强健,血气旺盛,一般无须用药,或以平缓少量为宜;老人精气亏耗,脏腑功能日衰,可用药缓图,然不可重剂骤补。体质有强弱寒热之分,虚者宜补,但阳气虚则温补,阴血弱则滋补,气血两虚者则平补。另外,女性耗血过多,常呈阴血不足之象,用药多以滋阴补血,养肝理气为主;而男性肾精易亏,当注重补肾填精,强腰壮骨。

(二)春季调养药的分类

春季,以风气主令,风为百病之长。风邪从口鼻或从皮毛侵入人体发生诸病,而风邪既可单独作为致病因素,也常与其他邪气兼夹为病。从现代医学角度说,致病的细菌、病毒等微生物也伺机而动,乘虚而入。风邪夹寒,或寒邪夹风而成风寒之邪,若遇体质之虚或防护失慎之时,则可引起诸多疾病,因此在药治上各有特色。

1. 发表通阳药

以发散风寒,温里养阳为主要作用的药物,称为发表通阳药。

(1)桂枝:辛、甘、温。入心、肺、膀胱经。有发汗解表,温经通阳之功效。辛散温通,善于宣阳气于卫分,畅营血于肌表,可助卫实表,发汗解肌。用于外感风寒,表虚有汗而表证不解,恶风、发热者,常与白芍配伍以调和营卫,则卫气自和,如桂枝汤解表。表实无汗之证,常与麻黄相须为用,解表发汗,和营通阳,如麻黄汤。对于心脾阳虚,阳气不行,水湿内停而致的痰饮,可与茯苓、白术等配伍,以温运脾阳,化湿利水;如膀胱气化不行,则小便不利及肾性水肿等证者,可与茯苓、猪苓、泽泻、益母草等配伍,以渗水利湿。对于胸痹、胸闷及心悸、脉结代之证,与瓜蒌、薤白配伍,具有温通胸中阳气,如枳实薤白桂枝汤。如心悸、脉结代之证,可与炙甘草、人参、阿胶配伍,通阳复脉,如炙甘草汤。桂枝辛温助热,易伤阴动血,故外感热病及阴虚阳盛,血热妄行诸证均忌用。孕妇及月经过多者慎用。

(2)紫苏:辛、温。入肺、脾经。辛能行散,温可祛寒,具有发表散寒,行气宽中之功效。用于春季感冒风寒,发热恶寒,头痛鼻塞,兼见咳嗽或胸闷不舒者。可与生姜同用,发散表寒,开宣肺气。兼有咳嗽者,配杏仁、前胡等,如杏苏散;兼有气滞胸闷者,与香附、陈皮等配伍,如香苏散。对高血压病,肝木偏亢,乘脾(木乘土),脾胃气滞,胸闷,呕吐之证,有行气宽中,和胃止呕之功效。偏寒者,可与藿香同用;偏热者,可与黄连同用;偏气滞痰结者,与半夏、厚朴同用。紫苏叶还有缓和解热,促进消化液分泌,增进胃肠蠕动,减少支气管分泌,缓解支气管痉挛等功效。

(3)荆芥:辛、微温。入肺、肝经。其辛而不烈,微温不燥,药性和缓,又气香轻扬,长于祛风,故用于外感表证。风热证配金银花、连翘治发热头痛或咽喉肿痛,能疏散风热,利咽喉,清头目,如银翘散。风寒证配防风、羌活治恶寒发热,头痛无汗者,如荆防败毒散。春季又是呼吸道传染病,如白喉、猩红热、百日咳、麻疹、水痘、流脑等疾病的多发季节,如用于风疹瘙痒或麻疹透发不畅,可与薄荷、蝉蜕、牛蒡子等配伍,能祛风止痒,宣散透疹。

(4)防风:辛、甘、微温。入膀胱、肝、脾经。具有祛风解表,胜湿,止痛解痉之功效。辛能发散,甘缓不峻,微温不燥,具质地柔润,药性缓和,长于祛风,又为"风药中之润剂"。用于外感风寒所致的头痛、身痛、恶寒等证,与荆芥、羌活等同用,有发散表邪,祛风止痛之效,如荆芥败毒散。治外感风热、发热头痛、目赤等症者,可与荆芥、黄芩、薄荷、连翘等同用;对外感风湿,多与羌活、藁本等配伍,如羌活胜湿汤;若卫气不足、肌表不固而感受风邪者,可与益气升阳固表的黄芪、白术同用,有扶正祛邪之效,使邪去而不伤正,固

四、春季养肝的药食调养

表而不留邪,如玉屏风散。

(5)生姜:辛,微温。入肺、脾经。具有发汗解表,温中止呕,温肺止咳之功效。对肺寒咳嗽,无论有无外感风寒,或痰多痰少均可应用。亦可与麻黄、杏仁同用治风寒外束,肺气壅遏,痰多咳嗽,如三拗汤。生姜对高血压病,肝气郁结,横逆犯胃,胃气上逆,嗳气吞酸者,可和胃降逆。生姜有辛辣味,吃生姜还可以远离春困,春困是因气温回升而产生的一种暂时生理现象,因为在冬季紫外线及阳光照射不足,人的机体内缺少足够的维生素D,使得机体的免疫力和工作能力降低,加上维生素摄入也少,所以当春天来临时候,身体功能大多处于半昏睡状态。因此,多吃姜,可缓解春困现象,能使身体从内部生热,并增强免疫力,提神健身。

(6)葱白:辛、温。入肺、胃经。具有发表,通阳,解毒之功效。《用药心法》说,葱白可"通阳气,发散风邪",治伤寒寒热头痛,阴寒腹痛,虫积内阻,二便不通等。葱白与生姜配伍,为连须葱白汤;与淡豆豉配伍,即葱豉汤。单用炒热,外敷脐部,亦有散寒通阳之效。可用于寒凝气阻,腹部冷痛,或膀胱气化失司,小便不通等症。

(7)薤白:辛、苦,温。入肺、胃、大肠经。具有通阳散结,行气导滞之功效。用于寒湿凝滞于胸中,阳气不得宣通所引起的胸闷作痛或兼见喘息、咳唾的胸痹及见有上述证候的冠心病,可与化痰散结,利气宽胸的瓜蒌配伍,温通心阳。对胸痹证兼见血瘀阻滞者,可配丹参、红花、赤芍之品。薤白是一种防治血栓性心血管疾病的良药,有保护心肌缺氧、缺血及缺血再灌注心肌损伤的作用,能明显降低血清过氧化脂质,抗血小板凝集,降低动脉脂质斑块,可预防动脉粥样硬化。

(8)吴茱萸:辛、苦,热;有小毒。入肝、脾、胃经。辛散苦降,性热祛寒,既温散肝经之寒邪,又能疏解肝经之郁滞,有良好的止痛作用。能治中焦虚寒、肝气上逆所引起的头痛,常与生姜、人参等同用,如吴茱萸汤。若肝郁化火者,可以黄连为主,配伍少量吴茱萸,即左金丸,能共奏辛开苦降之效。对肝火上炎的高血压病,亦可以吴茱萸末醋调,贴两足心(涌泉穴),其性虽热,但能引火热下行。吴茱萸辛热燥烈,易耗气动火,不宜多用、久服;阴虚有热者忌用。

(9)黄芪:甘,微温。入脾、肺经。具有补气升阳,益气固表,托毒生肌,利水退肿之功效。是临床常用的补气药,其补气作用虽不及人参,但益气升阳,固表止汗,托脓生肌,利水消肿的功效却很突出。现代药理研究证实,黄芪能增强网状内皮系统的吞噬功能;能扩张血管,改善血液循环,使受损伤的肌肉组织细胞恢复活力;能防止肝糖原的减少,起到保肝作用;能改善肾功能,降低尿蛋白;黄芪还有降血糖、降血压、抗贫血,以及中等程度的利尿作用。近年来有人发现,黄芪能提高人体的免疫力,并证实了黄芪的扶正抗衰作用,如黄芪生脉饮、黄芪桂枝五物汤等。

(10)蔓荆子:辛、苦,平。入膀胱、肝、胃经。具有疏散风热,清利头目之功效。辛能散风,上行升散,善于清利头目。常用于风热上扰所致的目昏或目赤肿痛等,可与菊花、蝉蜕、白蒺藜等同用,有散肝经风热,清利头目之效。对血虚有火之头痛及胃虚者慎用。

(11)葛根:甘、辛,凉。入脾、胃经。具有发表解肌,升阳透疹,解热生津之功效。主升阳明之清阳而解肌退热。故外感表证,无论风寒、风热所致的发热头痛,皆可用之,尤以外感风热之阳明头痛,可与薄荷、菊花等同用。外感风寒,邪郁化热之头痛,可与柴胡、白芷配伍,如柴葛解肌汤。葛根既善于治阳明经头痛,又长于缓解外邪郁阻,经气不利,筋脉失养所致的项背强痛,亦可用治太阳头痛,以缓解太阳经气不利之项强、后头痛。葛根治疗高血压脑病、神经性头痛,对改善头痛、眩晕、项强、耳鸣、肢体麻木等症状,有较好疗效。据现代研究表明:葛根总黄酮能扩张脑血管,使脑血流量迅速而明显地增加,脑血管阻力下降,有温和改善脑循环的作用。并能直接扩张血管,使外周阻力下降,可较好的缓解高血压病

四、春季养肝的药食调养

病人的"项紧"症状。

2. 调和肝脾药

肝木应于春,人体少阳升发,肝阳、肝火、肝风随春季阳气升发而上升。若肝气、肝阳失调,肝气郁结,横逆犯胃,胃气上逆,或脾虚不运,影响肝的疏泄,而致胸闷胁痛,脘胀痛,嗳气反酸,不思饮食,大便泄泻,甚则寒热往来等肝脾不和证。故以调和肝脾为主要作用的药物治疗,达到气顺肝舒,脾健胃和。

(1)柴胡:味苦、辛,性微寒。入心包络、肝、三焦、胆经。具有和解退热,疏肝解郁,升举阳气之功效。辛行苦泄,性喜条达,善能疏泄。长于疏肝气,解肝郁,为治疗肝郁气滞之主药。用于肝气血虚,胁肋胀痛,或头痛,月经不调,痛经等症,可与白芍、当归等同用,如加味逍遥散。若肝郁气滞,胸胁胀痛之证,可配伍香附、白芍等同用,如柴胡疏肝散。柴胡性升散,对阴虚阳亢、肝风内动、阴虚火旺及气机上逆者忌用或慎用。

(2)橘皮:味辛、苦,性温。入脾、肺经。具有理气调中,燥湿,化痰之功效。橘皮气香性温,能行能降,用于脘腹胀满,可配枳壳、木香;胃失和降,恶心呕哕,配生姜同用,如橘皮汤。若高血压病痰热夹浊,可配竹茹、黄连等。对肝气乘脾所致的腹痛泄泻,可配白术、白芍、防风同用,即痛泻要方。对高血压病湿浊中阻引起的胸闷腹胀,纳呆倦怠,大便溏薄,舌苔厚腻者,配苍术、厚朴以燥湿健脾,如平胃散。对高血压病痰浊中阻,肺失宣降,咳嗽痰多气逆等症,配半夏、茯苓以燥湿化痰,如二陈汤。橘皮辛散苦燥,温能助热,舌赤少津,内有实热者慎用。

(3)当归:味甘、辛,性温。入肝、心、脾经。具有补血,活血,止痛,润肠之功效。肝藏血,心主血,脾生血。脾气足则血有生化之源,而心所主之血自能充盈;血脉充盈,心有所主,肝有所藏。心血不足,则肝血亦虚;肝血不足,心血虚损,心肝血虚则心悸失眠。当归入肝心脾经,长于补血,为补血之圣药。补血而又能活血,可与熟地黄、白芍等同用,亦可配白术、茯神、黄芪等同用,治心脾两虚之证,如归脾丸。

(4)白芍:味苦、酸,性微寒。入肝、脾经。具有养血敛阴,柔肝止痛,平抑肝阳之功。白芍以养肝血,敛肝阴见长。肝血得补,肝阴得敛,亢盛之气得以抑制,肝阳上亢自能平降。用于阴血不足,肝阳上亢的眩晕,可配牛膝、代赭石等同用,能平抑肝阳,如镇肝熄风汤、建瓴汤。对血虚眩晕,可与当归、熟地黄配伍,如四物汤。肝肾阴虚的头晕、目眩者,可与天麻、何首乌等配伍,如天麻首乌片。白芍,阳衰虚寒之证不宜单独应用。

(5)香附:味辛、微苦、微甘,性平。入肝、三焦经。具有疏肝理气,调经止痛之功效。香附芳香,能行气散滞,性质平和,无寒热之偏,善于疏肝解郁,调畅气机,多用于肝气不舒,肝气横逆所致的胁肋作痛,脘腹胀痛等证。治肝气郁结的胁肋胀痛,配柴胡、川芎等同用,如柴胡疏肝散。治肝郁气滞,胁肋胀痛,口苦,呕恶,便秘者,可与柴胡、郁金、大黄配伍同用。对肝气郁结而致月经不调,并伴有乳胀、腹痛等证者,可与当归、川芎、白芍、柴胡等同用,以疏肝行滞,调和气血。如乳房结块,经前作胀,可配伍柴胡、当归、瓜蒌、青橘叶等以行气和营,疏肝散结。《本草纲目》:香附之气平而不寒,香而能窜。其味多能辛能散,微苦能降,微甘能和。乃足厥阴肝经、手少阳三焦经之气分主药,而兼通十二经气分。临床用之,肝气条达,气血平和,血压平稳。香附辛温香燥,阴虚血热、血虚气弱者慎用,以免耗气伤阴。

(6)白术:味苦、甘,性温。入脾、胃经。具有补气健脾,燥湿利水,止汗安胎之功效。脾为生痰之源,脾虚失运,则水湿潴留,水湿凝聚则为痰饮;痰阻中焦,清阳不升,浊阴不降,头部失于濡养则出现头晕目眩。白术补气健脾,燥湿利尿,脾气健运,可绝生痰之源;燥湿利尿,可使水湿随小便而去。脾虚不能运化,水湿停留的脾

四、春季养肝的药食调养

虚,中阳不振,痰饮内停者,可配茯苓、桂枝等同用,补气健脾,燥湿利水,去痰饮,如苓桂术甘汤。对肺、脾、肾三脏阳气不足,水饮停聚,浊阴上泛,蒙蔽清阳引起的眩晕,高血压病,可配人参、半夏、桂枝等同用,以益气通阳,化饮定眩。对脾湿生痰,湿痰上犯清阳引起的眩晕,可与天麻、半夏同用,燥湿化痰,平肝定眩,如半夏白术天麻汤。白术燥湿易伤阴,阴虚内热、津液亏耗燥渴者不宜。

(7)人参:味甘、微苦,性平。入脾、肺、心、肾经。具有补气固脱,补肺益脾,生津止渴,安神益志的功效。凡元气不足,阳痿,小便频数,精少不育,妇女崩漏,以及肺虚作喘,消渴,脉结代,腹胀纳呆,久泻脱肛,久病体虚,精力不易恢复的人均可适当选用。药理研究证实:①人参既可以加强中枢神经系统(尤其是其高级部位)的兴奋过程,又可加强其抑制过程,从而使大脑皮质的兴奋与抑制过程得以协调,使人的脑力劳动与体力劳动水平得到提高。②人参能增强机体对生物的、化学的或物理的各种刺激的应激抵抗能力,促进人体免疫球蛋白的生成,从而提高人体的非特异性免疫能力,不仅如此,人参还可以调节机体的代谢异常。例如,调节人体胆固醇代谢,抑制高胆固醇血症的发生;调节人体糖代谢,降低血糖;促进蛋白质合成。③抑制实验性溃疡发生等。④人参中含有的多种皂苷、人参多糖及人参挥发油均具有抗肿瘤作用。改善胃癌、肺癌的自觉症状,且能延长患者的生命。与其他治疗药物或放疗并用,可提高疗效,还能减少化疗和放疗的不良反应。口服人参制剂后,血液中的白细胞、红细胞、血红蛋白含量增加,促进骨髓造血功能,对治疗再生障碍性贫血及粒细胞减少症有显著效果,并可减轻放射线引起的造血系统损害。可作为防治癌症的辅助药物。⑤临床上在孕妇临产前以"人参泡水服"可以增强孕妇在分娩前的体力,缩短产程。但用量过多,易产生异常兴奋,长时间不能入眠,甚至导致失眠。⑥抗衰老作用。人参皂苷可明显抑制脑和肝中过氧化脂质形成,减少大脑皮质、肝和心肌中脂褐素及血清过氧化脂质的含量,增加超氧化物歧化酶和过氧化酶在血液中的含量,促进细胞形成,提高免疫球蛋白的含量,增强网状内皮系统的吞噬功能,清除体内导致衰老的自由基,减缓衰老。可见人参有防治疾病、延年益寿的功效,尤其适用于各器官功能趋于全面衰退的老年人,有镇静大脑、调节神经、刺激血管、增进食欲、促进代谢、消除疲劳、增强肝脏解毒功能、改善骨髓造血能力、提高应激反应能力、促进蛋白质 RNA、DNA 的生物合成等功能。作为扶正药物应用,人参的剂量应严格控制,一般情况下每日服 2~3 克,连续服用 1 周之后须停药 4~5 日。如挽救虚脱者,当用大量(15~30 克)人参煎汁,分数次灌服。人参长期大量服用会导致血压升高、头痛、皮肤发痒,严重时还会出现高度兴奋,烦躁不安及抽搐等中毒症状。

(8)党参:味甘,性平。入脾、肺经。党参功效近似于人参,具有补中益气,生津养血的功效。党参很少出现不良反应,具有补中益气,健脾胃,除烦渴等功效。用于脾肺虚弱,气短心悸,食少便溏,虚喘咳嗽,内热消渴。若用于补气固脱,应以重用。《本草正义》说:"党参力能补脾养胃,润肺生津。"而且"健脾而不燥,滋胃阴而不湿,润肺而不犯寒凉,养血而不偏滋腻"。药理学研究认为,党参具有增强网状内皮系统功能,特别是与黄芪、灵芝合用时其作用更强。由于其能增强网状内皮系统的吞噬功能,故能提高机体的抗病能力,这与中医治"气虚"是相吻合的,从而使机体达到扶正作用。实现正气内存,邪不可干的目的或扶正去邪的目的。

(9)降香:味辛,性温。入心、肝经。具有化瘀理气,止痛之功效。降香气味芳香,能行能降而消散瘀滞;能温通血脉,理气化瘀。用于治疗血瘀气滞之胸胁心腹疼痛,可与川芎、丹参等同用。如冠心病、心绞痛、心肌梗死常用由降香配丹参、川芎等组成的中成药精制冠心片及颗粒。据现代研究表明:降香能明显抑制血栓的形成。其所含的黄檀素有微弱的抗凝作用,能显著增加冠脉血流量,减慢心率,轻度增加心跳振幅,且不引起心律失常。降香辛温,阴

四、春季养肝的药食调养

虚火盛,血热妄行而无瘀滞者不宜。

3. 平肝熄风药

具有平熄肝风作用的药物,称为平肝熄风药。春季风气当令,外风侵袭,虚风内动。《素问·至真要大论》说,"诸风掉眩,皆属于肝"及"风从内生"。由于阳邪亢盛,热极动风,可出现高热不退,神志昏迷,四肢抽搐;或肝阳偏亢,肝风内动,出现眩晕,头部热痛,面色如醉,甚则猝然昏倒,口角㖞斜,半身不遂的高血压病、脑中风。因此,治疗以平肝熄风,佐以养阴为主要治法。

(1)天麻:味甘,性平。入肝经。具有熄风止痉,平肝潜阳之功效。天麻既平肝熄风,又能平降肝阳,润养补液,用于眩晕,虚实之证均可应用。用于肝风内动,惊痫抽搐等证,可与钩藤、羚羊角、全蝎等合用以熄风止痉。用于肝阳上亢的高血压性眩晕、头痛,可配钩藤、黄芩、牛膝等品同用以平肝潜阳,如天麻钩藤饮。对风痰上扰的眩晕,可与半夏、白术、茯苓等同用以燥湿化痰,平肝熄风,如半夏白术天麻汤。

(2)钩藤:味甘,性微寒。入肝、心包经。具有熄风止痉,清热平肝之功效。肝主风,心包主火,风火相煽,则病为惊风抽搐。钩藤能清肝经之热,泻心包之火,又能熄风止痉,专治肝风心火之证,常与天麻、石决明、全蝎等配伍,治疗小儿急惊风,壮热神昏,牙关紧闭,手足抽搐。治热盛动风,痉挛抽搐,可与羚羊角、龙胆草、菊花等同用。对肝经有热,头胀头痛,或肝阳上亢,头晕目眩等证者,可配夏枯草、黄芩等同用,以清肝热;配菊花、石决明等,以平肝阳。天麻有良好的降血压作用,对高血压病属肝热阳亢者疗效较好。故《本草纲目》说:"钩藤手足厥阴药也。足厥阴主风,手厥阴主火,惊痫眩晕,皆肝风相火之病,钩藤通心包于肝木,风静火熄,则诸证自除。"

(3)菊花:味辛、甘、苦,性微寒。入肝、肺经。具有疏风清热,解毒明目之功效。菊花清香质轻,升中能降,泄中有补。常与桑叶相须为用,并配伍薄荷、荆芥等,清上焦风热,清头目,如桑菊饮。菊花既能升散肺经风热,又能清泄肝经火热,并能平降肝阳,养益肝阴,用于肝风头痛及肝阳上亢头痛、眩晕,可与石决明、白芍、钩藤等同用。根据现代药理研究表明:菊花能显著扩张冠脉,增加冠脉血流量,并有降血压作用。菊花有白菊花与黄菊花之分,二者作用相似。白菊花(滁菊花)长于清肝、平肝;黄菊花(杭菊花)长于疏散风热。临床治疗肝阳上亢、肝火上攻的眩晕者宜选用白菊花。

(4)决明子:味甘、苦,性微寒。入肝、大肠经。具有清肝明目,润肠通便之功效。用于肝热或肝经风热所致的目赤肿痛、眩晕者,可单用亦可与其他清热、明目药配伍同用。临床上肝热者,常与夏枯草、栀子同用;风热者,与桑叶、菊花同用。决明子有降低血清胆固醇与降血压的功效,对防治动脉硬化与高血压病有一定疗效。

(5)刺蒺藜:味苦、辛,性平。入肝经。具有平肝疏肝,祛风明目之功效。用于肝阳上亢引起的头痛、眩晕等证,可与钩藤、珍珠母、菊花等同用,有平肝潜阳之效。亦用于肝气郁结的胸胁不舒,乳闭不通等证,常与柴胡、青皮、香附等同用,疏肝解郁。

(6)白僵蚕:味咸、辛,性平。入肝、肺经。具有熄风止痉,祛风止痛,解毒散结之功效。白僵蚕能熄风止痉,化痰,常与全蝎、天麻、胆星等同用,如千金散,治疗肝风内动或痰热壅盛所致的抽搐惊痫。对中风口眼㖞斜,面部肌肉抽动,配全蝎、白附子,如牵正散。

(7)牛膝:味苦、酸,性平。入肝、肾经。具有活血祛瘀,补肝肾,强筋骨,利尿通淋,引血下行之功效。牛膝味苦泄降,药性平和,善于下行。既能导热下泄以降上炎之火,又能补肝益肾以治虚损之本。治肝阳上亢的眩晕,常配代赭石、牡蛎、龟版、鳖甲等同用。据现代药理研究表明:牛膝能扩张外周血管,有降血压作用。与钩藤配伍同用,在降血压、镇静等方面均显示出明显的协同作用。

(8)羚羊角:味咸,性寒。入肝、心经。具有平肝熄风,清肝明

四、春季养肝的药食调养

目,清热解毒之功效。本品熄风止痉功效颇佳,为治肝风内动、惊痫抽搐之要药,可与钩藤、菊花、鲜生地黄等同用,如羚角钩藤汤,平肝潜阳作用显著。可与菊花、石决明等同用,用于肝阳上亢所致的头晕目眩。用于肝火炽盛所致的头痛、目赤等证,可与决明子、黄芩、龙胆草配伍,如羚羊角散。

(9)石决明:味咸,性寒。入肝经。具有平肝潜阳,清肝明目之功。用于肝肾阴虚、肝阳上亢所致的眩晕,与生地黄、白芍、牡蛎配伍;用于肝阳亢盛而有热象者,可与夏枯草、钩藤、菊花同用。治肝火上炎,目赤肿痛,可与决明子配伍。

(10)牡蛎:味咸,性微寒。入肝、肾经。具有平肝潜阳,软坚散结,收敛固涩之功效,用于阴虚阳亢所致的烦躁不安,心悸失眠,头晕目眩及耳鸣等证。牡蛎有平肝潜阳作用,可与龙骨、龟版、白芍等配伍。热病伤阴、肝风内动,四肢抽搐等证,可与龟版、鳖甲同用。具有育阴潜阳,熄风止痉之效,如三甲复脉散。

(11)珍珠母:味咸,性寒。入肝、心经。具有平肝潜阳,清肝明目之功。用于肝阴不足,肝阳上亢所致头痛、眩晕、耳鸣、烦躁、失眠等证。常与白芍、生地黄、龙齿等同用,平肝潜阳。

(三)春季养肝药膳

药膳是用药食兼优之品为原料,经过烹饪加工制成的一种具有食疗作用的膳食。《素问·脏气法时论》说:"五谷为养,五果为助,五畜为益,五菜为充,五味合而服之,以补精益气。"它"寓医于食",既将药物作为食物,又将食物赋以药用,药借食力,食助药威;既具有营养价值,又可防病治病、保健强身、延年益寿。药膳食品不是一般的营养食品,中药与食物相配,就能做到药借食味,食助药性,变"良药苦口"为"良药可口"。所以说药膳是充分发挥中药效能的美味佳肴,特别能满足人们"厌于药,喜于食"的天性。故药膳具有保健养生、治病防病等多方面的作用。一般来说,阳虚体质的人为适应春季阳气升发的特点,应扶助阳气。春为肝气当令,肝气过旺则克脾,故春日宜"省酸增甘,以养脾气"。此时,在饮食上适当选择对人体有益的补阳祛寒、温养肝肾的辛温升散的食物,如麦、枣、豆豉、花生、葱、香菜等,以防病治病。春季的药膳如下。

1. 韭菜炒虾仁

【原　料】 韭菜 100 克,虾仁 100 克,植物油 50 克,绍酒 10 克,葱 10 克,姜 5 克,食盐 4 克,味精适量。

【制　法】 韭菜择好洗净,切成小段;虾仁去杂洗净,沥水;姜切片,葱切段。炒锅置武火上烧热,倒入植物油烧至六成热时,放入葱、姜煸香后,再放入虾仁、韭菜、绍酒、食盐、味精,炒熟即可。

【功　效】 具有固肾养血,补肝益气之功效。适用于肾虚、阳痿等。

2. 凉拌马齿苋

【原　料】 马齿苋 250 克,蒜泥 15 克,香油 40 克,食盐、酱油、味精各适量。

【制　法】 先择去马齿苋的杂质及老根,洗净,切成小段,用沸水焯一下,捞出后沥水,放入盘内,撒上食盐,加蒜泥、酱油、味精、香油,搅拌均匀,马齿苋变软即可食用。

【功　效】 具有祛痰降压,清热解毒之功效。适用于肝阳上亢,痰浊中阻者。

3. 荠菜鸡片

【原　料】 荠菜 150 克,鸡脯肉 250 克,冬笋 100 克,鸡蛋 1 个,植物油 500 克(约耗 50 克),食盐、淀粉、味精、白糖、香油、绍酒各适量。

四、春季养肝的药食调养

【制　法】　先把荠菜择洗干净,下入沸水锅中焯一下,控出水分并过凉,再切成碎段;鸡脯肉去筋后洗净,切成薄片;冬笋洗净,切成片,入沸水中焯一下,捞出沥水;在碗里磕入适量的鸡蛋,再加入适量干淀粉、食盐、味精一起拌匀,并将切好的鸡脯肉片也放入碗内,上浆备用。炒锅置旺火上,加入植物油烧至五成热时,将浆好的鸡肉片下锅,用手勺划散,熟后倒入漏勺沥油;然后在炒锅中留底油30克,放入荠菜段、冬笋片煸炒几下,烹入绍酒,加入食盐、白糖、味精和少许清汤,翻炒几下,倒入鸡片,翻炒片刻,待汤煮沸后,用淀粉勾芡,淋上香油,盛入盘内即可。

【功　效】　具有益气健脾,平肝熄风之功效。

4. 芝麻菠菜泥

【原　料】　嫩菠菜叶750克,芝麻25克,香油10克,醋10克,蒜泥、食盐、味精各适量。

【制　法】　芝麻淘洗干净,晾干,放入温火锅中炒熟,取出研碎。将择洗好的菠菜叶用沸水焯一下,切成丝装盘,趁热撒味精,再将食盐、蒜泥、醋、香油、味精一同放入菠菜盘中,拌匀,晾干,再撒上芝麻末即可。

【功　效】　具有养肝明目,健脾润燥,降低血压之功效。

5. 西红柿炒鸡蛋

【原　料】　西红柿500克(约3个),调和油50克,砂仁8克,鸡蛋3个,清汤、胡椒粉、食盐、味精、葱白各适量。

【制　法】　先将鸡蛋取蛋清置碗内,用筷子反复搅打成雪花状后,放少许食盐;砂仁研成细末,与胡椒粉混匀;再将调和油倒入热锅中,用武火烧至八成热,将蛋清下锅,翻炒至发泡即盛出;然后把西红柿洗净,切成薄片,在热油锅内翻炒至快断生时,加入蛋清、砂仁和胡椒粉,翻炒几遍,加入清汤,待沸后再放食盐、味精、葱白炒匀即可。

【功　效】　具有健胃消食,温中化浊之功效。适用于肝阳上亢,痰浊中阻者。

6. 马兰头拌海带

【原　料】　马兰头200克,海带100克,香油30克,红糖15克,蒜泥、食盐、食醋、味精各适量。

【制　法】　先把海带用温水浸泡2小时,待变软后,洗净泥沙,用沸水煮10分钟,然后切成小块或丝;将马兰头拣杂洗净,放入沸水中焯至色泽泛青、柔软时捞出沥干。将马兰头与海带一起置于盆内,放入食盐和醋搅匀,5分钟后淋上香油,撒上味精和糖,反复拌匀即可。

【功　效】　具有清肝泄热,调心和血之功效。适用于肝肾阴虚,肝阳上亢者。

7. 海米拌芹菜

【原　料】　芹菜250克,海米15克,香油15克,食盐3克,味精1克。

【制　法】　将芹菜去掉根、叶、筋,洗净,切成段,投入沸水锅中焯烫断生,捞出,用凉水过凉,控净水;海米放入碗中,加入温水泡发,大的切小。把焯好的芹菜段均匀地码在盘内,再把发好的海米撒在芹菜上面,放入香油、食盐、味精,吃时拌匀即可。

【功　效】　具有清热利湿,平肝凉血,降脂降压之功效。用于痰湿郁阻,肝阳上亢者。

8. 香干芹菜炒肉丝

【原　料】　香干100克,芹菜200克,猪瘦肉100克,精制植物油20克,食盐、味精、葱、生姜、酱油各适量。

四、春季养肝的药食调养

【制　法】　先将芹菜择洗干净,斜切成丝;香干切成细条;猪肉切成细丝;生姜切丝;葱洗净,切成葱花。炒锅放油烧至八成热,下葱花、姜丝炝锅,随即下肉丝煸炒至肉变白色后加入酱油,放芹菜、香干煸炒几下,加食盐和味精速炒一下出锅即可。

【功　效】　具有健脾降压,养肝明目,护肤润肌之功效。

9. 归参山药炖猪腰子

【原　料】　当归10克,党参10克,山药10克,猪腰子500克,酱油、醋、姜丝、蒜末、香油各适量。

【制　作】　将猪腰子切开,剔去筋膜、臊腺,洗净。当归、党参、山药装入纱布袋内,扎紧口,同放锅内,加水适量,清炖猪腰子至熟透,捞出,冷却后,切成薄片,放在盘子里,拌入酱油、醋、姜丝、蒜末、香油即可。

【功　效】　具有养血,益气,补肾之功效。

10. 韭菜炒胡桃仁

【原　料】　韭菜200克,胡桃仁50克,香油、食盐各适量。

【制　法】　胡桃仁沸水浸泡去皮,沥干;韭菜择洗干净,切成寸段备用。香油倒入炒锅,烧至七成热时,加入胡桃仁,炸至焦黄,再加入韭菜、食盐,翻炒至熟即可。

【功　效】　具有补肾壮阳,温肾固精之功效。适用于肾阳不足之阳痿,腰膝冷痛,乏力,肾气不固之遗精,带下等;以及肾虚气弱者。阴虚火旺者不宜。

11. 壮阳狗肉汤

【原　料】　附片15克,菟丝子10克,食盐、味精、生姜、葱各适量。

【制　法】　将狗肉洗净,整块放入沸水锅内氽透,捞入凉水内洗净血沫,切成1寸长的方块,姜、葱切好备用。将狗肉放入锅内,同姜片煸炒,加入绍酒后倒入沙锅内,同时将菟丝子、附片用纱布袋装好扎紧,与食盐、葱一起放入沙锅内,加清汤适量,用武火烧沸,文火煨炖,待肉熟烂后即可。吃肉喝汤。

【功　效】　具有温肾助阳,补益精髓之功效。适用于阳气虚衰,精神不振,腰膝酸软等。但阴虚者不宜用。

12. 韭菜炒鸡蛋

【原　料】　鸡蛋2只,韭菜或韭黄150克,菜油、食盐、绍酒、味精各适量。

【制　法】　鸡蛋打入碗内,加绍酒、食盐、味精搅打均匀。炒锅加较多底油,烧至五六成熟,倒入韭菜煸炒,待韭菜断生,迅速倒入鸡蛋液翻炒,一边翻炒一边淋上少量菜油,待鸡蛋液凝固至熟即可。

【功　效】　具有温补肝肾,助阳固精的功效。适用于肾阳虚衰、阳痿、遗精、腰膝酸软、遗尿、小便频数者。

13. 韭菜炒三丝

【原　料】　韭菜200克,豆腐干200克,猪肉丝100克,香油、食盐、味精、葱花、生姜末、花椒油、酱油、绍酒各适量。

【制　法】　先将豆腐干切成丝;韭菜洗净,切成3厘米长的段。将香油放到锅内,加入肉丝煸炒,放入葱花、生姜末、酱油、食盐、绍酒搅拌均匀,再放入豆腐丝、韭菜同炒几下,洒入花椒油、味精,稍拌即可。

【功　效】　具有健胃提神,温肾壮阳,散瘀解毒之功效。适用于神疲乏力,阳痿遗精,动脉硬化症,神经衰弱,更年期综合征等。

14. 韭菜花拌豆腐

【原　料】　豆腐300克,韭菜花30克,香菜20克,香油25

四、春季养肝的药食调养

克,食盐3克,味精、酱油各适量。

【制　法】　先将豆腐放入碗内,浇入沸水浸烫片刻,捞出晾凉,沥净水,切成1厘米见方的小丁;香菜洗净,用凉开水再泡洗,沥净水,切细末;韭菜花择洗干净,切成细末备用。将豆腐丁放入盘内,撒上香菜末,加香油、酱油、食盐、味精和韭菜花末,搅拌均匀即可。

【功　效】　具有益肾壮阳,调补脾肾之功效。适用于脾肾不足所致食纳欠佳,四肢不温者。

15. 莴苣拌洋葱

【原　料】　莴苣2根,洋葱半个,香菜2小棵,熟鸡蛋黄2个,胡椒粉、食盐、奶油、醋各适量。

【制　法】　将莴苣叶摘去,刨去外皮,洗干净,放在沸水锅中烫一下,捞出,擦干,切成小长方块;洋葱切成细末;香菜去根,洗净,切成碎末,待用;鸡蛋黄放小碗内,加入胡椒粉、食盐。炒锅放火上烧热,放入奶油,待奶油烧沸后趁热倒在蛋黄碗内充分搅匀,再加入洋葱末、香菜末和醋,拌匀后浇在莴苣块上即可。

【功　效】　具有通经脉,利二便,理气和胃之功效。适用于冠心病、糖尿病患者。

16. 黄芪软炸里脊

【原　料】　猪里脊肉400克,黄芪50克,鸡蛋黄1个,葱段、生姜片、味精、绍酒、酱油、食盐、湿淀粉、精制植物油各适量。

【制　法】　将黄芪切片,水煮取其浓缩汁50毫升备用;里脊肉去掉白筋、切片,两面用刀剞成十字花刀,再切成条,放在凉水碗中淘净血沫,用净布振干,放入碗内,加入调料腌制10分钟后去掉葱、姜,用净布吸干;将鸡蛋黄、湿淀粉放入碗内,搅成糊后放入里脊肉挂浆。将挂浆的里脊肉逐块放到烧至三成热的油锅内炸至金黄色时,倒去锅中的油,将对好的调味汁及黄芪浓缩汁洒在肉上,用锅铲翻炒和匀即可。

【功　效】具有益气养血,滋阴养颜之功效。适用于气血两虚者。

17. 炒鸡肝

【原　料】鸡肝250克,红辣椒2个切成圈,色拉油2大勺,生抽2小勺,淀粉2小勺,葱花、姜末、蒜末、花椒粉、绍酒、食盐各适量。

【制　法】将鸡肝摘去上面的油脂,洗净,切成0.5厘米厚的片,切好的鸡肝倒入盆中,放绍酒、花椒粉、食盐和淀粉,搅匀腌10分钟。锅烧热倒入植物油,五成热时倒入鸡肝两面摊开煎炒全部变色后,堆到锅边;用留在锅底的油汁,炒香辣椒、葱花、姜末,再将鸡肝和配料和在一起放生抽,撒蒜末炒匀即可。

【功　效】具有补血养肝之功效。

18. 黄芪汽锅鸡

【原　料】嫩母鸡1只,黄芪30克,食盐5克,绍酒15克,葱、生姜各10克,味精、胡椒粉各适量。

【制　法】将鸡宰杀后,去毛,剁去爪,剖去内脏,洗净后先入沸水锅内焯至皮筋,再用凉水冲洗,滤干水待用;黄芪洗净,切成6～7厘米长的段,每段再对剖成两半,整齐地装入鸡腹腔内;葱、姜洗净后切段、片待用。将鸡放入汽锅内,加入葱段、姜片、绍酒、清水、食盐,用棉纸封口,上屉用旺火蒸约2小时,出屉后,拣出葱、姜,把黄芪片从鸡腹内取出,放在鸡上,加味精、胡椒粉调味即可。

【功　效】具有益气升阳,养血补虚之功效。

四、春季养肝的药食调养

19. 归参鳝鱼羹

【原　料】　当归15克,党参15克,鳝鱼500克,绍酒、葱、姜、蒜、味精、食盐各适量。

【制　法】　将鳝鱼剖脊背后,去骨、内脏、头、尾,切段,备用。当归、党参装入纱布袋内扎口,与鳝鱼同入锅内,放入绍酒、葱、姜、蒜、食盐,加水适量,先用武火烧沸,打去浮沫再用文火煎煮1小时,捞出药袋不用,加入味精即可。分早晚各服食1次。

【功　效】　具有补益气血之功效。适用于气血不足,久病体弱,神疲无力,面黄肌瘦等。

20. 酱爆核桃鸡丁

【原　料】　鸡脯肉300克,核桃肉100克,甜面酱30克,鸡蛋(取蛋清)1只,绍酒、水淀粉各2匙半,糖3匙,食盐、味精、香油各适量。

【制　法】　将鸡脯肉剔去筋膜,用刀背捶松,切成丁,加鸡蛋清、食盐、水淀粉上浆;核桃用沸水浸泡片刻,去外皮;油锅烧热用文火将核桃炸至黄色,捞出。净锅放油烧六成热时,将鸡丁划至八成熟,捞出,锅留油少许,加入甜面酱,炒干水分,加糖,待糖溶化,加绍酒、食盐、味精炒匀,倒入鸡丁和核桃翻炒,淋油出锅即可。

【功　效】　具有温中益气,补精添髓,补肾固精,健脑益智,润肠通便之功效。

21. 香酥鸽

【原　料】　鸽子2只,生姜2片,葱2根,面粉125克,精制植物油400克,绍酒、花椒粉、食盐、生菜各适量。

【制　法】　将鸽宰杀后去毛,并用热水洗去肉鸽腥味,去内脏,用绍酒、生姜、葱、食盐腌渍20分钟,再用食盐抹匀鸽身,并撒

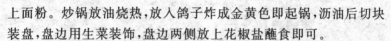

上面粉。炒锅放油烧热,放入鸽子炸成金黄色即起锅,沥油后切块装盘,盘边用生菜装饰,盘边两侧放上花椒盐蘸食即可。

【功　效】　具有补肾强身之功。适用于肾亏神疲,身体虚弱者。

22. 炝虾片

【原　料】　净虾肉300克,豌豆50克,精制植物油、花椒油、食盐、味精、鸡蛋清、淀粉各适量。

【制　法】　虾切成均匀一致的片,加鸡蛋清、淀粉浆拌匀;豌豆洗净沥干,备用。炒锅放油烧至四成热时,下入虾片和豌豆滑开、滑透,捞出沥尽油后放入盘中,再加入花椒油、食盐、味精,将虾片和豌豆拌匀即可。

【功　效】　具有补肾壮阳之功效。适用于肾阳不足,腰膝酸软发凉者。过敏体质不宜食。

23. 盐水虾

【原　料】　虾300克,姜、蒜头、食盐、绍酒、白胡椒粉各适量。

【制　法】　虾用牙签去泥肠,洗净,沥干水,放入大碗中,加入调味料搅拌均匀;虾取出摆在盘的四周(头朝外,尾朝内),覆上微波薄膜,以微波强功率蒸3分钟即可。

【功　效】　具有补肾壮阳,通乳之功效。适用于肾阳亏虚的阳痿早泄,腰膝冷痛,小便清长,夜尿多者。

24. 炸虾球

【原　料】　虾仁250克,净荸荠30克,糯米粉25克,鸡蛋1个,绍酒5克,番茄酱15克,花椒盐6克,精制植物油500克(实耗约50克),食盐、味精各适量。

【制　法】　先将虾仁洗净,沥干,加食盐拌匀腌5分钟后斩成

四、春季养肝的药食调养

米粒状;将荸荠切碎粒,与虾仁同放碗内,加鸡蛋、糯米粉、绍酒、味精,拌和至起黏有劲为宜。炒锅放油烧至四成热时,将调好的虾仁和荸荠用手挤成核桃大的圆球(约20只),下锅炸至表层鼓起呈淡黄色时,捞起沥油装盘,盘边放番茄酱及花椒盐蘸食即可。

【功　效】　具有益肾健脾,平肝化痰之功效。适用于脾肾亏虚者。

25. 双味虾仁

【原　料】　上浆虾仁400克,青豆50克,番茄酱、水淀粉、糖各1汤匙,绍酒、清水各2汤匙,味精、食盐、植物油、葱花、香油各适量。

【制　法】　将青豆焯水后,倒出沥干。锅上火烧热,放油,将虾仁下锅划散,七成熟时倒出沥油;锅底留油,将葱花煸香,加绍酒1汤匙,味精少许,用水淀粉勾芡,倒入虾仁,翻炒均匀,淋香油出锅。净锅烧热,放油,下番茄酱,加绍酒、糖、食盐、清水和味精推匀,下水淀粉勾芡,倒入虾仁推匀,放入青豆翻匀,出锅即可。

【功　效】　具有补脾益气,补肾壮阳之功效。适用于脾肾亏虚,四肢不温,性功能减退,乳汁不下者。

26. 炝肝片

【原　料】　猪肝250克,黄瓜、冬笋各25克,精制植物油15克,食盐、味精、花椒粒、生姜丝、蒜蓉各适量。

【制　法】　先将洗净的黄瓜、冬笋切成菱形片,用沸水烫一下即捞出,用冷开水过凉,沥水备用。猪肝洗净后切成小薄片,用清水冲洗去血污,放入凉水碗内,稍后再倒入沸水锅内烫断生时捞出,用冷开水过凉,沥水装盘,放上黄瓜片、冬笋片、生姜丝、蒜蓉,浇上炸好的花椒油,略炝一会儿,再加食盐、味精,拌匀即可。

【功　效】　具有补血养肝明目之功效。适用于肝血不足,两目干涩,视物不清者。

27. 油爆猪肝

【原　料】　猪肝350克,荸荠片150克,泡椒50克,姜片、葱段、蒜蓉各5克,淀粉15克,绍酒、食盐、香醋、味精、香油各1茶匙,糖3/4茶匙,胡椒粉少许,鲜汤1汤匙,植物油适量。

【制　法】　猪肝切薄片,用水漂洗,沥水,入盛器,加淀粉10克拌和;调料、鲜汤和淀粉放入碗内调成芡汁;猪肝进九成热油锅,快速划散,熟后沥油。锅底放油,倒入姜片、葱段、蒜蓉煸香,加荸荠片、泡椒略炒,猪肝、芡汁入锅推匀,淋香油出锅即可。

【功　效】　具有养肝明目,清热利咽,化痰止咳之功效。适用于视力欠佳,咽喉干燥者。

28. 煎烹猪肝

【原　料】　猪肝200克,葱头50克,鸡蛋1个,葱、姜、猪油、胡椒粉、绍酒、辣酱油、食盐、白糖、淀粉、味精各适量。

【制　法】　把猪肝洗净,擦干,片去筋头,切成大厚片,加入绍酒、食盐、胡椒粉、味精、葱段、姜片,调匀腌上,待猪肝入味后,再放入鸡蛋、淀粉拌匀;把葱头剥洗干净,切成末待用。炒锅上火烧热,放猪油滑一下,把油倒出,再放入少许油,然后把上过浆的猪肝一片片地平摆在锅内,将两面煎成黄色,倒入漏勺里;借锅里余油将葱头末煸炒出香味后,倒入猪肝,烹入绍酒、辣酱油、白糖、食盐、胡椒粉、味精兑成的汁,颠翻均匀即可。

【功　效】　具有补肝,养血,明目,理气和胃,防癌抗癌,抗衰延年之功效。一般人均可佐餐食用。

29. 十全大补汤

【原　料】　党参10克,炙黄芪10克,肉桂3克,熟地黄15

四、春季养肝的药食调养

克,炒白术10克,炒川芎6克,当归15克,酒白芍10克,茯苓10克,炙甘草6克,墨鱼50克,猪肉500克,猪肚50克,生姜30克,猪杂骨、葱、绍酒、食盐、花椒各适量。

【制　法】　将以上药物装入洁净的纱布袋内,扎口备用。猪肉、墨鱼、猪肚洗净,猪杂骨洗净并捶破,生姜拍破后与中药袋一起放入锅内,加水适量,放入花椒、绍酒、食盐,置武火上煮沸后改用文火煨炖,待猪肉熟烂时,捞起切条,再放入汤中,捞出药袋即可。食肉喝汤。

【功　效】　具有双补气血之功效。适用于气血俱虚或久病体弱,面色萎黄,精神倦怠,腰膝乏力等。风寒感冒者禁食。

(四)春季养肝的食物调养

春季,到处生机盎然,朝气勃勃,万物繁荣。作为万物之灵的人,也和自然界一样充满生机。此时,人体各组织器官功能活跃,需要补充大量的营养物质,以供机体生长、发育、活动之需。春补对健康体强的人极为有益,对久病体虚和外科手术后气血亏损的病人,以及体质虚弱之人就更需要了。春补不可随意而行,要遵循因人施补,方能顺应天时,符合机体需要,以亦食亦药调之。

1. 食物养生

人体最重要的物质基础是精、气、神,统称"三宝"。人们以饮食来补充营养,机体营养充盛则精气充足,神自健旺。《寿亲养老新书》说:"主身者神,养气者精,益精者气,资气者食。食者生民之天,活人之本也。"说明饮食是"精、气、神"的营养基础。其次,由于食物的味道各有不同,对脏腑的营养作用也有所侧重。《素问·至真要大论》中说:"五味入胃,各归所喜,故酸先入肝,苦先入心,甘先入脾,辛先入肺,咸先入肾,久而增气,物化之常也。"此外,食物对人体的营养作用还表现在对人体脏腑、经络、部位的选择性上，即通常所说的"归经"。例如，茶入肝经，梨入肺经，粳米入脾、胃经，黑豆入肾经等，有针对性地因人因地因时制宜，选择适合的饮食来调养，显得尤为重要。

食物的调养可以使气血充足，五脏六腑功能旺盛。新陈代谢功能活跃，生命力强，就能提高对自然界变化的应变力，增强抵御致病因素的能力。正如《素问·阴阳应象大论》所说："形不足者，温之以气，精不足者，补之以味。"根据食物的气、味特点及人体阴阳盛衰的情况，予以适宜的饮食营养或以养精，或以补形，既是补充营养，又可调整阴阳平衡，是保证机体健康，防止疾病发生的重要措施。例如，食用动物肝脏，既可养肝，又能预防夜盲症。

食药一体，是指食物与药物的性能相通，具有同一的形、色、气、味、质等特性。因此，中医单纯使用食物或药物，或食物与药物相结合来进行营养保健，或治疗康复的情况是极其普遍的。食与药同用，除基于二者系同一来源的原因外，主要基于食物和药物的应用皆为同一，也就是食药同理。《寿亲养老书》记载："水陆之物为饮食者不管千百品，其五气五味冷热补泻之性，亦皆禀于阴阳五行，与药无殊……人若知其食性，调而用之，则倍胜于药也……善治药者不如善治食。"在中医学发生与发展过程中，食药同源，食药同用已成为中医食养的特点。同属天然产物的中药和食物，某些气质，特别是补益或调整人体的阴阳气血之功能本来相通，有着水乳交融，密不可分的关系。

2. 春季宜温补阳气

春季阳气初生。所谓春季饮食上要养阳，即是要进食一些能够起到温补人体阳气之食物，以使人体阳气充实，只有这样才能增强人体抵抗力，抗御以风邪为主的邪气对人体的侵袭。宜食辛甘发散之品，而不宜食酸收之味，故《素问·藏气法时论》说："肝主春

四、春季养肝的药食调养

……肝苦急,急食甘之缓之……肝欲散,急食辛以散之,用辛补之,酸泻之。"酸味入肝,且具收敛之性,不利于阳气的生发和肝气的疏泄,足以影响脾胃的运化功能,故《摄生消息论》说:"当春之时,食味宜减酸增甘,以养脾气。"春时木旺,与肝相应,肝木不及固当用补,然肝木太过则克脾土。明代著名医学家李时珍在《本草纲目》里引《风土记》里主张"以葱、蒜、韭、蒿、芥等辛辣之菜,杂和而食",除了蓼、蒿等野菜现已较少食用外,葱、蒜、韭可谓是养阳的佳蔬良药。由于肾藏之阳为一身阳气之根,因此在饮食上养阳,还包含有养肾阳的意思,正如张志聪在《素问集注》里说:"春夏之时,阳盛于外而虚于内,秋冬之时,阴盛于外而虚于内,故圣人春夏养阳,秋冬养阴,从其根而培养之。"这里的"从其根"即是养肾阳的意思,因为肾阳为一身阳气之根,春天、夏天,人体阳气充实于体表,而体内阳气却显得不足,故应在饮食上多吃点培养肾阳的食物,如谚语所说的"夏有真寒,冬有真火"就是此意。

3. 增甘少酸以养阳

中医学认为,天人相应,人处在天地之间,生活于自然环境之中,是自然界的一部分。因此,人和自然具有相通相应的关系,共同受阴阳法则的制约,并遵循同样的运动变化规律。这种人和自然息息相关的关系也体现在饮食营养方面。《素问·宣明五气篇》所载的"五味所入"和《素问·阴阳应象大论》所指出的"五味所生"等,皆说明作为自然界产物的"味"对机体脏腑的特定联系和选择作用。此外,食物对脏腑尚有"所克""所制""所化"等作用。"饮食者,人之命脉"。《素问·藏气法时论》所说"五谷为养,五果为助,五畜为益,五菜为充,气味合而服之,以补精气",是说以五谷杂粮为主食,主副比例适当的饮食结构。人们获得饮食,以保障生命活动生生不息。饮食调养,是应用食物来保健强身,预防和治疗疾病,或促进机体平衡、康复,以及延缓衰老。孙思邈在《千金要方·

食治篇》中说:"食能祛邪而安脏腑,悦神爽志,以资气血。"同时认为药食不同之处在于"药性刚烈,犹若御兵","若能用食平疴,适性遣疾者,可谓良工"。指出,"为医者当须先洞晓病源,知其所犯,以食治之,食疗不愈,然后命药"。

春季三月,风和日暖,阳气升发,自然界万物复苏。《素问·四气调神大论》所谓"春三月,此谓发陈,天地俱生,万物以荣"。人体皮肤腠理渐疏,且春气与内在的肝有密切关系,《素问·金匮真言论》说:"东方青色,入通于肝。"故亦有"春旺于肝"之说。春季的饮食,宜从"春气通肝"的生理特点,则宜"省酸增甘,以养脾气"。春季肝旺之时,肝气旺则影响到脾,若多吃酸味,会使肝的功能偏亢,故春季饮食调养,宜少吃酸味,增加辛甘之品,从春季气候由冷暖,阳气发泄来说,饮食宜清淡温平,应多食时鲜蔬菜,少食肥肉等高脂肪和辛辣等食品。

(五)春季养肝的粥疗

脾胃之气为人之后天之本,因此饮食的营养,要注意脾胃功能正常与否,因脾胃是消化、吸收的脏器,胃为阳土,主腐熟水谷,脾为阴土,主运化水谷,只有脾胃功能的正常,才能把摄入的饮食物充分发挥营养人体的作用,所以李东垣有"人之真气衰旺,皆在饮食入胃,胃和则谷气上升""元气之充足,皆由脾胃之气无所伤,而后能滋养元气"的论述,说明脾胃对饮食物消化、吸收在补益功能上的重要作用。因此,科学合理地调配饮食,并持之以恒,能够起到药物所不能达到的效果。

春季养肝宜粥疗。粥,古时称糜。汉代刘熙《释名》曰:"煮米糜也。"也有称作馆、酏的。俗称稀饭,即以米为原料,加水熬制而成。以五谷(米、粟、麦)为主,用适当中药加适量的米谷同煮成流质或半流质的稀粥,称为药粥。早在《周书》中就有"黄帝始烹谷为

四、春季养肝的药食调养

粥"的记载。我国最早的医书《黄帝内经》记载了最早的药粥疗法,"药祛之,食以随之""谷肉果菜,食养尽之"。《神农本草经》记载了既是药物又是食物,如薏苡仁、大枣、芝麻、山药、莲子、核桃、桂圆、百合、豆卷、菌类等许多品种。食粥对延年益寿亦有很多好处,如宋代著名的爱国诗人陆游在《食粥》中有:"世人个个学长年,不悟长年在目前。我得宛丘平易清,只将食粥致神仙"的诗句,可见粥疗的功效。

药粥分为两种,第一种为药、米同煮,凡是可供食用的中药,如莲子、山药、薏苡仁、桂圆肉、大枣等,都可与米谷之物同煮成粥。所煮的药粥不但具有确实的效用,而且还能够增添药粥的滋味和形色,如莲实粥、薏苡仁大枣粥等。另一种为药、米分制,此法类似药粥中的药、食分制法。药粥的选择必须遵循中医辨证论治的原则和中药四气五味的理论,既要了解食物的偏性,又要知道药物的性味,做到"辨证施粥",才能起到治病防病的作用。以下介绍春季养肝粥疗方。

1. 生姜粥

【原　料】 鲜生姜 6~9 克,粳米 50 克,大枣 2 枚。

【制　法】 鲜生姜剁细末,大枣洗净。将姜末、大枣与淘洗净的粳米入锅同煮成粥即可。

【功　效】 温中散寒,暖脾健胃止呕。适用于脾胃虚寒,呕吐清水,腹痛泄泻,头痛鼻塞等。

生姜为蘘荷科(又名姜科)植物姜的根状茎。姜起源于我国,已有 3000 多年的历史,除东北外,我国大部分地区均有栽培。主产于四川、广东、山东、陕西等省。生姜既是居家必备的调味品,同时盐渍可当菜,糖渍可以当果,又是温胃散寒的良药,内服外用均可疗疾。古籍中记载生姜"治伤寒,伤风、头痛、九窍不利。入肺开胃,祛腹中寒气,解臭秽"。至今,民间仍广泛使用姜片、葱白同煮,加红糖热服发汗,以治疗风寒感冒。前人还认为,"姜能助阳,茶能助阴"。因此,用生姜煮粥确有温肺暖胃、驱风散寒的效果,对中老年人的慢性胃炎、慢性气管炎、伤风感冒等阳气不足、脾胃虚寒的病症颇为适宜。《兵部手集方》中载:"反胃羸弱:用母姜二斤,捣汁作粥食。"《本草纲目》中说:"生姜粥温中辟恶。"可见,生姜粥的临床应用可谓久远。据研究发现,生姜中主要含有姜辣素及姜油酚、姜油醇等成分,可促使体内血液循环加快,全身会有温热的感觉,故可发汗、御寒。老年人脾胃虚寒,使正常的消化吸收能力降低,会产生腹泻、泛水,或胸腹作痛。当吃生姜粥时,姜辣素首先刺激舌头上的味觉器官,以后又会刺激胃黏膜上的感受器官,通过神经反射促使胃肠道加快蠕动,较多地分泌出消化液,从而起到暖胃健脾、散寒止呕的功效。

2. 大蒜粥

【原　料】　紫皮大蒜30克,粳米50克。

【制　法】　将去皮后的紫皮大蒜放入沸水中煮1分钟后捞出,再将粳米放入蒜水中煮成稀粥。粥熟后把煮过的蒜加入粥中,煮一二沸即可。

【功　效】　具有行气滞、暖脾胃,解毒,止痢,降血压的功效。大蒜为百合科植物蒜的地下茎盘(鳞茎)。大蒜是调味品,也是天然药剂。《本草纲目》记载:"大蒜除风邪、杀毒气、除风湿、疗疮癣、健脾胃、治肾气、止霍乱、解瘟疫。"中医学认为:大蒜性温,味辛辣。入脾、胃、肺三经。药理研究表明:大蒜中含有大蒜素,具有十分强烈的杀菌能力,对葡萄球菌、痢疾杆菌、霍乱弧菌、大肠埃希菌、伤寒杆菌、炭疽杆菌等均有杀灭作用;有明显消炎、杀菌、止泻、利尿、降压、祛痰的作用;还可以降低胆固醇,抑制血液在体内的自发凝固,可使患糖尿病的动物血糖下降,增强体内胰岛素的能力,可防治心脏冠状动脉栓塞。大蒜刺激胃黏膜,使胃酸增多,患有胃及十

四、春季养肝的药食调养

二指肠溃疡的人不宜多食。吃了大蒜后,口有臭味,为此可用少许茶叶细嚼,以除蒜臭。

3. 葱白粥

【原　料】　新鲜连根葱15根,粳米60克,食醋少许。

【制　法】　新鲜连根葱洗净,切段备用。粳米如常法煮粥,待米半生半熟时,加入备好的葱段同煮成粥,熟烂后加入食醋即可。

【功　效】　葱为百合科植物大葱的鳞茎,具有发汗散寒,温中止痛之功效。庄子说:"春月饮酒加葱以通五脏。"明代李时珍说:"大葱性辛温,入肺、胃经。有散血解毒,利尿健胃之功能。"多用于年老体弱而患伤风感冒,鼻塞流涕,无汗头痛,发热及腹痛泻痢等症。亦有温通助阳之效。据药理研究表明:大葱含有挥发油,主要成分为大蒜辣素,对痢疾杆菌、链球菌等多种病菌有杀灭、抑制作用。大葱中所含的草果酸和磷酸糖等,具有刺激神经,加速血液循环的功能。常食大葱粥,能减少胆固醇在血壁上积累,避免血栓发生。

4. 韭菜粥

【原　料】　新鲜韭菜30～60克(或用韭菜子5～10克),粳米100克,食盐少许。

【制　法】　新鲜韭菜洗净,切细,或取韭菜子研为细末,待用。将洗净的粳米倒入锅内,加水适量煮粥,待沸后数分钟,加入韭菜或韭菜子细末,同煮成稀粥即成。食时加食盐。现煮现吃,隔日粥不能吃。阴虚内热,或身患疮疡及患有眼疾的病人忌吃。炎夏季节亦不宜食用。

【功　效】　补肾壮阳,健脾暖胃。

当春天刚刚来临,春寒料峭、冷气尚在袭人的时候,就可用"黄韭试春盘了"。唐代著名诗人杜甫有"夜雨剪春韭,新炊间黄粱"的诗句。这说明韭菜自古以来就受到人们的喜爱。据现代药理分析,每500克韭菜含蛋白质5~10克,糖5~30克,维生素A 20毫克,维生素C 89毫克,钙263毫克,磷212毫克,以及挥发油等。它具有调味、杀菌的功效。除此以外,韭菜的突出优点是含粗纤维较多,而纤维素现在已被人们称为第七大营养素,是人们必不可缺少的物质。韭菜虽然四季常青,终年供人食用,但以春天吃最好,正如俗话所说,"韭菜春食则香,夏食则臭"。春天气候冷暖不一,需要保养阳气,而韭菜性温,最宜人体阳气。正如《本草拾遗》里所说:"在菜中,此物最温而益人,宜常食之。"明代医药学李时珍说:"韭叶热根温,功用相同,生则辛而散血,熟则甘而补中,乃肝之菜也。"所谓肝之菜,是说吃韭菜对肝的功能有益。

5. 薤白粥

【原　　料】　薤白10克或鲜薤白30克,粳米60克。

【制　　法】　取薤白或鲜薤白,同粳米如常法煮粥即可。

【功　　效】　宽肠,止痛,行气,止痢。

薤白,又叫薤白头,俗称小蒜,为百合科多年生草本植物薤白的球状鳞茎。多生于山地湿阴处,我国各地均有分布,以浙江、江苏产者为佳。入药以个大、质坚、饱满、黄白色、半透明、不带花者为好。薤白古称菜芝,是古老的食药两用之品。元代农学家王祯说:"薤生则气辛,熟则甘美,种之不蠹,食之有益,故学道人资之,老人宜之。"为此,早在《神农本草经》中就有薤白能使人"轻身,延年"的记载。以之人药,则有宽胸、行气、止痢的作用。《名医别录》中说:"煮粥,耐寒,调中补不足,止久痢冷泻,肥健人。"《本草纲目》也称:"温补,助阳道,心病宜食之。"由此可见,薤白具有活血化瘀,宽胸理气的功能,是治疗冠心病、心绞痛及胸闷、胸痛的常用中药。尤其用薤白同粳米煮粥,可增强它的温补力量,老年人服食最为适宜。但服此粥时,忌食牛肉。此外,据《随息居饮食谱》中载:"多食

四、春季养肝的药食调养

发热",故不宜多服久服。

6. 人参粥

【原　　料】　人参(或人参须)3克,粳米50克,冰糖适量。

【制　　法】　将人参切成小块(或人参须),与粳米、冰糖同入沙锅煮粥即可。

【功　　效】　补五脏,助精神,益元气,抗衰老,明目益智。适用于年老体弱,心慌气短,失眠健忘,食欲缺乏,慢性腹泻,性功能减退。

人参为五加科多年生草本植物人参的根,主产于吉林、辽宁两省。人参味甘、苦,性微温,入脾与肺经,既能补虚扶正,又能抗老防衰。《神农本草经》中记载:"人参主补五脏,明目益智,久服轻身延年。"我国最早的药学专著《神农本草经》把它列为"上品"。用人参同米一起煮粥服食,让人感到体力充沛,精神旺盛,有开心益智、延年益寿的功能。研究证明,人参含有人参苷及人体所需的氨基酸等多种物质,所以功效非常广泛,能增强机体各脏器,特别是脑、心、肝、肾的功能,提高老年人的抗病能力,调节人体胆固醇代谢,对高血压病、冠状动脉硬化、心绞痛等有一定的预防和治疗作用,对性功能紊乱和糖尿病也有疗效。此外,人参还有保护肝功能和破坏癌细胞的特殊作用。正因为人参有大补元气的作用,所以中老年人经常吃些人参粥,可以补益身体,健康长寿。但在吃人参粥期间,不可同时吃萝卜,特别是生萝卜。因为萝卜中含有大量酵素,能降低人参的功效。此外,阴虚发热者慎服人参粥。

7. 何首乌粥

【原　　料】　制何首乌30克,粳米50克,大枣(去核)5个,冰糖适量。

【制　　法】　先将制何首乌入沙锅煎取浓汁,去渣后,再入粳米、大枣（去核）及冰糖，同煮为粥即可。

【功　效】　补肝肾，抗衰老，添精髓，黑须发。适用于肝肾亏损，阴虚血枯，头晕耳鸣，神经衰弱，肠燥便秘等症。

何首乌味甘、涩，性温。入肝、肾二经。具有补益肝肾之阴、养血敛精、强壮筋骨、润肌肤、黑须发、延年益寿的作用。《何首乌录》中记载："何首乌长筋益精，能食，益气力，长肤，延年。"《天宝本草》中称其"黑须发，悦颜色，久服长筋骨，延年不老"。为此，从古至今，何首乌一直作为我国传统的延年益寿药物，始终受到世人的青睐。据医药研究证明，何首乌之所以有延年的作用，是因为它含有卵磷脂的缘故。卵磷脂对人体的生长有密切关系。同时因为何首乌能强壮精神，所以它可以防治心力衰竭、神经衰弱，并有助于血液的生成，能缓解动脉粥样硬化的形成。如果老年人能经常吃些何首乌粥，对防治心血管疾病，如冠心病、高血压病、高血脂、偏瘫等有一定的帮助。食用何首乌粥时，忌食葱、蒜、萝卜、猪肉和羊肉。此外，大便溏泄及湿痰较重者不宜服用。

8. 菟丝子粥

【原　料】　菟丝子30克或新鲜菟丝子60克，粳米30克。

【制　法】　将菟丝子加水煎煮，去渣取汁或新鲜菟丝子洗净后捣烂，再将粳米加入药汁中煮粥，待粥熟时调入少许白糖即可。

【功　效】　补肾固精，养肝明目。适用于腰膝酸痛，腿软无力，阳痿遗精，小便频数，头晕眼花，耳鸣耳聋等症。

菟丝子为旋花科植物成熟的种子。菟丝子味甘、微辛，性平。入肝、肾二经。是一味益肝肾、平补阴阳的中药。关于菟丝子的药性，《本草正义》中早有论述："菟丝子为养阴通络的上品。其味微辛，则阴中有阳，守而能走，与其他滋阴诸药之偏于腻滞者绝异。茎寒精滑，则元阳不运而至阴不摄也，溺有余沥，则肾阳不布而大气不举也。若夫口苦燥渴，明为阴液之枯涸，寒血成积，亦为阳气

四、春季养肝的药食调养

之不宜,惟此善滋阴液而敷布阳和,流通百脉,所以治之。以视地黄辈之专于补阴,守而不走者,固有间矣。"可见,菟丝子不同于一般的补阳补阴药,而是一味阴中有阳、守而能走的平补良药。因此,本品在临床治疗中无论是属肾阳虚,还是肾阴虚,均可使用。被历代医家视为延寿之上品,补肝肾之要药。故菟丝子粥可治病,又能延年。有肝肾虚亏而致腰痛、阳痿、尿有余沥、头晕眼花等症的患者坚持服用此粥,一定会缓解症状,起到治疗作用;脾胃虚弱的老年人坚持服用此粥,能强身壮体、延年益寿。

9. 荔枝粥

【原　料】 干荔枝10枚,粳米30克。

【制　法】 将干荔枝去壳,与粳米如常法同煮为粥。

【功　效】 温阳益气,生津养血。

中医学认为,荔枝性温,味酸而甜,具有益心养肝,温阳气,止烦渴,解毒止泻之功效。适合于老年人身体虚热、病后津液不足、胃寒疼痛等症。《食疗本草》中记载:"荔枝通神,益智,健身。"《本草纲目》中称:"常食荔枝能补脑益身。"《泉州本草》中说,"壮阳益气,补中清肺,生津止渴,利咽喉"。同时记载服用荔枝粥可治五更泻:即荔枝干,每次5粒,春米一把,合煮粥食,连服3次,加适量山药或莲子同煮更佳。研究证明,荔枝营养丰富,含有大量的葡萄糖、蔗糖及蛋白质、脂肪、维生素、烟酸、叶酸等人体需要的有益物质。常食荔枝粥,对强壮身体、防治疾病均有益处。但荔枝含糖量多,性燥热,每次不可多吃。阴虚火旺者忌服。

10. 砂仁粥

【原　料】 粳米30克,砂仁10克。

【制　法】 粳米如常法煮粥,待粥熟时,调入捣碎的砂仁,再煮一二沸即可。

【功　效】　健脾开胃,助消化,理中气。用于脾胃虚寒,消化不良,腹痛泻痢,食欲不振,气逆呕吐等症。

砂仁,又叫缩砂仁,为姜科多年生草本植物阳春砂的种子,砂仁味辛,性温。归脾、胃经。具有行气和中、开胃健脾的作用,多用于消化不良、胃肠胀气、食欲缺乏的治疗。《本草纲目》中说:"砂仁补肺醒脾,养胃益肾,理元气,通滞气,散寒气胀痞、噎嗝呕吐。"为此,历代医家都把它当作醒脾调胃的要药。用砂仁与粳米同煮为稀粥服食,对中老年人脾胃虚寒,消化功能衰退引起的胃肠不适,有很好的治疗效果。《老老恒言》中记载:"砂仁粥治呕吐,腹中虚痛,兼治上气咳逆,胀痞。醒脾胃,通滞气,散寒饮,温肝肾。炒去翳,研末点入粥。"据药理研究,砂仁中的有效成分是挥发油,它含有龙脑、龙脑乙酸酯、右旋樟脑、芳香醇等。如煎煮过久,这些成分极易挥发,则影响砂仁的药用效果。因此,在煮制砂仁粥时,最后加入砂仁且不宜久煮。

11. 肉苁蓉粥

【原　料】　肉苁蓉 30 克,粳米 50 克,白蜜 1 勺。

【制　法】　将肉苁蓉入沙锅,煮烂煎汁,去渣后,加入粳米煮粥,粥熟后调进白蜜即可。

【功　效】　肉苁蓉为列当科植物肉苁蓉的肉质茎。《神农本草》有"肉苁蓉味甘微温;主五劳七伤,养五脏,益精气,久服轻身"。《本草经疏》又说,"肉苁蓉,滋肾补精血要药,久服肥健而轻身"。具有补肝肾,益精气,壮阳气,抗衰老的阴阳双补的作用。既可用于肾气衰弱,精气亏耗之症,也可用于肾阳衰虚之症。临床用于肾虚阳痿,腰膝冷痛,筋骨无力,性功能衰退等,为抗老防衰的主要药物。据药理研究表明:肉苁蓉还有一定的降血压作用。肉苁蓉作为防病保健的辅助食品,经常服用,会延年益寿。

四、春季养肝的药食调养

12. 苁蓉鸡粥

【原　料】　母鸡半只,肉苁蓉 5 克,鲜山药 25 克,茯苓 10 克,粳米 250 克。

【制　法】　先将肉苁蓉、茯苓入沙锅加水适量,煎汁至浓时去渣取汁;再将鸡肉洗净,入锅,加水适量煮熟,取出后去鸡骨;山药洗净,切碎末。将鸡汁、鸡肉、山药末、药汁及淘净的粳米同煮成粥即可。

【功　效】　补中益气,补肾助阳,养五脏,补气血,强体轻身,延年益寿。适用于老年人气血不足,神衰乏力,头昏眼花,畏寒肢冷者。

13. 虾片粥

【原　料】　粳米 100 克,大对虾 200 克,花生油、酱油、葱花、白糖、绍酒、淀粉、食盐、胡椒粉各适量。

【制　法】　将粳米淘洗干净,放入盆内,加食盐拌匀,稍腌;大虾去壳并挑出沙肠,洗净,切成薄片,盛入碗内,放入淀粉、花生油、绍酒、酱油、白糖、食盐,拌匀上浆。锅置火上,放水煮沸,倒入粳米,再沸后小火熬煮至米粒开花,汤汁黏稠时,放入浆好的虾肉片,用旺火烧沸即可。食用时分碗盛出,撒上葱花、胡椒粉即可。

【功　效】　健脾益胃,补肾壮阳。肾虚性功能减退者尤为适宜。

14. 淡菜粳米粥

【原　料】　淡菜 50 克,粳米 150 克。

【制　法】　先将淡菜洗净,切成两瓣;粳米除去杂质,洗净。然后将淡菜、粳米放入锅内,加水适量,置武火上煮沸,然后改用文火熬煮 30～40 分钟,待粥熟后即可。

【功　效】　补肝肾,益精血,消瘿瘤。

15. 羊肉粥

【原　料】　新鲜羊瘦肉 100 克,粳米 50 克,生姜、大料各适量。

【制　法】　先将新鲜羊瘦肉洗净,切成小块,放大料、生姜,同入锅加水煮烂,除去姜片与大料,再将粳米放入羊肉汤内煮粥即成。

【功　效】　补虚损,益气血,暖脾胃,添热量。适用于气血亏损,阳气不足,恶寒怕冷,腰腿酸软等。

中医学认为,羊肉性温,助元阳,补精血,益虚劳,是一种良好的滋补强壮食品。对其补益之功,前人曾把羊肉同人参相比,虽然羊肉和人参都有"补可去弱"的作用,但羊肉属有情之品。"人参补气,羊肉补形"。著名医家李东垣曾说:"羊肉,甘热,能补血之虚,有形之物也,能补有形肌肉之气。"羊肉的营养价值远在其他肉类之上,据研究分析,羊肉含有大量的蛋白质、脂肪、B 族维生素,以及钙、钾、铁、磷等,而胆固醇的含量最低。其性甘温,偏重于温肾助阳。用羊肉煮粥,对老年人虚损体弱,尤其是血虚气衰者,颇有补益之功。因此,羊肉粥可称为老年人保健佳品。

16. 羊骨粥

【原　料】　羊胫骨、脊骨、尾骨约 1 000 克,粳米 100 克,姜、食盐各适量。

【制　法】　先将羊胫骨、脊骨、尾骨洗净,捶碎,加水煎取浓汁;去渣后,向汁内加入淘好的粳米煮粥;待粥熟时,加入姜、食盐等调料,再煮一二沸即可。

【功　效】　健胃补肾,强筋壮骨。适用于腰膝无力,筋骨挛痛,白浊,淋痛,久泻,久痢等症。

羊骨俗称羊蝎子,主要指羊胫骨、脊骨和尾骨。其味甘,性温,

四、春季养肝的药食调养

内含大量的磷酸钙及少量的碳酸钙、磷酸镁,还有微量的氟、钠、铁、钾等元素。此外,还含有骨胶原、骨类黏蛋白、弹性硬蛋白及中性脂肪、糖等物质。为此,具有补肾、强筋骨之功效。《食疗本草》中指出:"羊骨热,主治虚劳。"《本草纲目》中记载:"羊脊骨,补肾温通督脉""羊胫骨,除湿热,健腰脚,固牙齿""羊尾骨,益阴明目,补下焦虚冷"。可见,老年人腰痛、身倦乏力、胃气较弱、阴虚火旺等症,用羊骨汤煮粥常食有较好的作用。《食医心镜》中还记载了用羊脊骨治疗肾虚的便方:羊脊骨一具,嫩者,捶碎,煮烂,和蒜空腹食之,兼饮酒少许,可治肾虚冷,腰脊转动不得。这就更充分说明了羊骨的治疗、补益作用。羊骨粥不仅有补肾之效,也有益胃之功,可治疗肾虚腰痛、强筋壮骨。由于羊骨中含有丰富的钙质,所以老年人常服此粥,会起到防治和改善骨质疏松的作用。

17. 雀儿药粥

【原　　料】　麻雀5只,菟丝子30~45克,覆盆子10~15克,枸杞子20~30克,粳米60克,食盐2克,葱白2茎,生姜3片。

【制　　法】　先把菟丝子、覆盆子、枸杞子一同放入沙锅内煎取药汁,去掉药渣;再将麻雀去毛及肠杂,洗净后用酒炒;然后与粳米、药汁加水适量煮粥,欲熟时,放入食盐、葱白、生姜,煮成稀粥即可。空腹食之,早晚各1次。

【功　　效】　壮阳气,补精血,益肝肾。适用于肾气不足所致的阳痿、遗精、早泄、头晕眼花、视物不清、耳鸣耳聋、遗尿、妇女带下等。老年人经常服食可健身益寿。但发热及性功能亢进者忌服。

18. 栗子粥

【原　　料】　栗子100克,粳米100克,冰糖100克,清水1 000毫升。

【制　　法】　栗子用刀砍开,去壳取肉,切成碎米粒大小。将粳米淘洗干净,放入锅内,加清水、栗子,上火煮沸,加入冰糖熬煮成粥即可。

【功　效】补肾壮阳,强身健体。

栗子,号称"干果之王",是我国的特产。栗子含糖及淀粉62%～70%,蛋白质5.7%～10.7%,脂肪2%～7.4%。此外,尚有胡萝卜素、维生素B_1、维生素B_2、烟酸、抗坏血酸等多种维生素。故《名医别录》把栗子列为上品之药,认为它有"益气、厚肠胃、补肾气"的作用。《粥膳养生秘诀》载:相传,古时候有位老翁患腰脚痿弱病,令其到栗树下,食栗数升,不久便能如常人般行走。唐宋八大家之一的苏辙,晚年曾患了腰酸腿软的毛病,早晚都要吃一些生栗子,他还寄物抒怀,写了一首赞栗诗:"老去自添腰脚病,山翁服栗旧传方。客来为说晨兴晚,三咽徐收白玉浆"。若老年肾亏、小便频数者,每日早晚各吃生栗子2枚,久之亦有疗效。栗子是大众化的补品,也是老年人的珍果。但一次食之过多"反致伤脾",有"气滞难消"之弊,故应少量常服食。

19. 玉米粉粥

【原　料】玉米粉、粳米各适量。

【制　法】将玉米粉用冷水溶和,待粳米粥煮熟后,调入玉米粉同煮熟即可。

【功　效】玉米面是禾本科植物玉蜀黍的种子磨成的粉,俗称玉米面,有很高的营养价值。研究表明:玉米所含的蛋白质和维生素高于大米,脂肪的含量仅次于大豆,脂肪中含有较高的维生素E,还含有烟酸、胡萝卜、维生素B_1、维生素B_2及钙、磷、镁、铁等多种成分。玉米中含有丰富的不饱和脂肪酸,是胆固醇吸收的抑制剂。在玉米胚芽中的脂肪酸人体吸收率高达95%,它和玉米胚芽中的维生素E协同作用,可降低血液胆固醇浓度,并防止其沉积于血管壁。因此,本粥可调中开胃,益肺宁心,清湿热,利肝胆;对

四、春季养肝的药食调养

冠心病、动脉粥样硬化、高脂血症及高血压病等具有一定预防和治疗作用。维生素 E 还可延缓细胞衰老,防肌肉萎缩和骨质疏松,抗衰延年。玉米中含有大量的赖氨酸,对治疗癌症有明显的作用。

20. 胡萝卜粥

【原　料】　新鲜胡萝卜、粳米各适量。

【制　法】　粳米淘洗净;胡萝卜洗净,切成细末。先将大米入锅,加水,上火煮至米烂,再将胡萝卜末加入粥锅中煮成粥即可。

【功　效】　胡萝卜为伞形科植物胡萝卜的根。味甘,性平,无毒。《医林纂要》说:"生微辛苦,熟则纯甘。"入肺、脾经。有清热解毒,养肝明目,利水消肿之功。适用于肝火上炎的高血压病。胡萝卜是维生素 A 的天然来源,而维生素 A 能保护上皮细胞健康,使皮肤柔软而富有弹性。胡萝卜素是维生素 A 原,维生素 A 含视紫质,可维护正常视力,防止夜盲症。经常吃胡萝卜有助于防癌抗癌。

21. 黄豆粥

【原　料】　粳米或小米 250 克,黄豆 70 克,白糖、酱油、食盐各适量。

【制　法】　先将黄豆浸泡后,入锅用慢火煮至豆粒开花。米洗净,用旺火煮沸后,放入熟黄豆、白糖、酱油、食盐,改用慢火煮至黏稠即可。

【功　效】　健脾宽中,润燥消水,消炎解毒,化湿利尿,利肠催乳,增强免疫力,防癌抗癌。适用于疳积泻痢,腹胀消瘦,疮痈肿毒,高脂血症、贫血、高血压病、骨质疏松者。黄豆所含的皂草苷,能降低血中胆固醇。大豆及其制品是高血压病、冠心病患者良好的蛋白食品。黄豆还含有一定量的微量元素硒,具有抑制癌症发生的功效。

22. 荠菜粥

【原　料】　新鲜荠菜1 000克,粳米50克。

【制　法】　将新鲜荠菜洗净,切碎,与粳米如常法煮粥即可。或将新鲜荠菜洗净,对入适量凉开水捣汁,加进即将煮熟的米粥中,再煮几沸即可。

【功　效】　具有消肿健脾,明目,止血之功效。

荠菜为十字花科植物荠菜的全草,野生于田野,也有人工栽培。嫩叶可作为蔬菜食用。中医学认为,荠菜性凉,味甘淡。有健脾、补虚损、明目止血的功效,可治疗水肿、呕血、便血、尿血,以及眼睛视物不清等症。故《本草纲目》有"荠菜粥明目利肝"之说。研究表明:荠菜含有大量的氨基酸、荠菜酸、生物碱、黄酮类、维生素和人体需要的优质蛋白、脂肪、无机盐、食物纤维及多种微量元素。荠菜用水煎后,有一定的清热利尿作用,并能兴奋神经,改善呼吸和缩短动物凝血时间。其所含黄酮类、芸香苷等有降低血压和扩张冠状动脉的功效,高血压病、冠心病经常服食,大有益处。

23. 橘皮粥

【原　料】　橘皮10克,粳米50克。

【制　法】　将橘皮研成细末(或将蜜饯橘饼1个切碎)备用。粳米如常法煮粥,将熟时把橘皮末(或橘饼)调入粥中,待粥熟即可。

【功　效】　具有健脾理气,祛风化痰之功效。用于肝郁气滞,脾运不健的食滞腹痛,胸闷呃逆、呕吐、咳嗽痰多,食欲缺乏等。

橘皮味辛、苦,性温。入脾、肺经。《本草经百种录》:"橘柚通体皆香,而皮辛肉酸,乃肝胆通气之药也。故凡肝气不舒,克贼脾土之痴,皆能已之。"研究表明:橘皮内富含有机化合物、橙苷、柠檬醛等成分。对治疗脂肪肝、高血压病、心肌梗死有一定的功效。

四、春季养肝的药食调养

24. 决明子粥

【原　料】 决明子15克,粳米30克,冰糖适量。

【制　法】 先用炒熟的决明子煎汁,去渣后,再向其汁内放入粳米煮粥,待粥熟时,加入冰糖煮一二沸即可。

【功　效】 决明子为豆科植物决明的成熟种子。其性苦、甘,味凉,入肝、肾、大肠经。有散风清热,清肝益肾的功效。决明子还有润肠通便的作用,对老年人气虚便秘、习惯性便秘,具有很好的治疗效果。研究表明:决明子有降低胆固醇及降血压的作用。

25. 山茱萸粥

【原　料】 山茱萸15克,粳米60克,白糖适量。

【制　法】 先将山茱萸洗净,去核,与粳米同入沙锅煮粥,待粥将熟时,加入白糖稍煮即可。

【功　效】 补益肝肾,涩精敛汗。适用于肝肾不足之头晕目眩,耳鸣腰酸,遗精,遗尿,虚汗不止,肾虚带下,小便频数。但发热及小便淋涩者不宜。

26. 枸杞粥

【原　料】 枸杞子30克,大米60克。

【制　法】 先将大米煮成半熟,然后加入枸杞子煮熟即可。

【功　效】 养肝,滋肾,润肺。适用于头晕目涩、耳鸣遗精、腰膝酸软等症。肝炎患者服用枸杞粥,则有保肝护肝、促使肝细胞再生等。

枸杞子味甘,性平。归肝、肾、肺经。《本草通玄》载,枸杞子补肾益精,水旺则骨强,而消渴、目昏、腰疼膝痛无不愈矣。按枸杞平而不热,有补水制火之能,与地黄同功。据药理研究表明:枸杞子中含有14种氨基酸,并含有甜菜碱、玉蜀黄素、酸浆果红素等特殊营养成分，使其具有不同凡响的保健功效。此外，枸杞子还可以提高机体免疫力，在补气强精、滋补肝肾、延缓衰老等方面都颇有功效。枸杞多糖对肝损伤有修复作用，其机制可能是通过阻止内质网的损伤，促进蛋白质合成及解毒作用，恢复肝细胞的功能，并促进肝细胞的再生。

（六）春季养肝的茶疗

"茶香幽远千年史，茗色不减万古情"。茶滋润了国人几千年，而被誉为"国饮"。自古以来，便有"以茶养生"之说。时至今日，喝茶依旧是人们的乐趣所在。而茶疗，则以药茶为主，并有广义与狭义两层概念。狭义的是仅指单味茶入药治病，称为药茶；广义的是指单味茶叶酌加适量药物，构成一个复方来应用。其中包括单味茶、茶加药、代茶，以及某些方中虽无茶，但在煎服法中嘱用"茶汤送下"的茶、药并服。用茶治病防病也称为茶疗，唐代即有"茶药"一词；宋代《山家清供》中就有"茶、即药也"的说法。茶就是药，被《本草》所载。"茶为万病之药"，明代于慎行《縠山笔尘》称茶"疗百病皆瘥"。茶能对多科疾病有治疗功能和良好的延年益寿、抗衰强身的作用。林乾良于1983明确提出"茶疗"这一词汇。茶叶以清明前后枝端初发嫩叶时，采摘其嫩芽最佳，有"明前"茶，"雨前"茶之称，故有"雨前椿芽嫩如丝"之说。茶叶性味苦、甘、凉，无毒。《雷公炮制药性解》："入心、肝、脾、肺、肾五经。"茶具有清头目，除烦渴，化痰，消食，利尿，解毒之功效。饮茶适当配制甘凉而有芳香辛散之气的花茶，有利于助发春阳。其茶味香韵，如珠联璧合，以茶疏利气血，使压抑的心情得以舒，借花升发阳气，令人心旷神怡，精神、情志、气血亦如春阳升发，不仅有清脑提神，强身健体之效，更有祛病抗衰，益寿延年之功。花茶是集茶味之美、鲜花之香于一体的茶中珍品，"花引茶香，相得益彰"。我国大部分地区是季风气

四、春季养肝的药食调养

候,春温、夏热、秋凉、冬寒,四季分明。春饮花茶。在春天的日子里,春风复苏,阳气生发,给万物带来生机,但这时人们却普遍感到困倦乏力,表现为春困的现象,这时喝点花茶,能缓解春困带来的不良影响。花茶甘凉而兼芳香辛散之气,有利于散发积聚在人体内的冬季寒邪,促进体内阳气生发,令人神清气爽,而"春困"自消。研究表明,茶叶中含有与人体健康密切相关的生化成分,茶叶不仅具有提神清心、清热解暑、消食化痰、去腻减肥、清心除烦、解毒醒酒、生津止渴、降火明目、止痢除湿等药理作用,还对现代疾病,如辐射病、心脑血管病、癌症等有一定的药理功效。茶具有药理作用的主要成分是茶多酚、咖啡碱、脂多糖、茶氨酸等。经常饮茶,对减少眼疾、护眼明目有积极的作用。一般人均可饮用,尤其适宜于高血压病、高脂血症、冠心病、动脉硬化、糖尿病、油腻食品食用过多者。但茶也有不利的一面,不适宜发热、肾功能不良、心血管疾病、习惯性便秘、消化道溃疡、神经衰弱、失眠、孕妇、哺乳期妇女、儿童。绿茶中含有一定的咖啡因,与茶多酚并存时,能制止咖啡因在胃部产生作用,避免刺激胃酸的分泌,使咖啡因的弊端不在体内发挥,却促进中枢神经、心脏与肝脏的功能。而且,绿茶中的芳香族化合物能溶解脂肪,防止脂肪积滞体内,咖啡因还能促进胃液分泌,有助于消化与消脂。但女性在经期最好不要多饮用。有资料报道:除了人体正常的铁流失外,女性每次月经期还要额外损失18~21毫克的铁。而在月经期多喝绿茶,绿茶中较多的鞣酸成分就会与食物中的铁分子结合,形成大量沉淀物,妨碍肠道黏膜对铁分子的吸收,并且绿茶越浓,对铁吸收的阻碍作用就越大。

1. 茉莉花茶

【原　　料】　茉莉花3克。

【制　　法】　利用烘青毛茶及其他类毛茶的吸味特性和鲜花的吐香特性,将茶叶和鲜花拌和窨制而成,以茉莉花茶最为有名。这是因为,茉莉花香气清婉,入茶饮之浓醇爽口,峻郁宜人。高档花茶的泡饮,应选用透明玻璃盖杯,取花茶适量放入杯中,用初沸水稍凉至90℃左右冲泡,随即盖上杯盖,以防香气散失。3分钟,即可品饮,顿觉芬芳扑鼻,令人心旷神怡。或《本草正义》以茉莉花3克,代代花2克,玫瑰花5克,泡饮代茶。

【功　效】　味甘,性温。具有理气解郁,辟秽和中的功效。适用于肝气郁滞,嗳气不舒者。

2. 白菊花茶

【原　料】　白菊花适量。

【制　法】　白菊花开水冲泡,加盖闷泡片刻即可。

【功　效】　白菊花茶具有疏散风热、平肝明目、养肝护肝、清热解毒等功效,对于外感风热或温病初起及肝阳上亢、肝火目疾等有很好的辅助疗效。因此,饮用此茶适宜养肝、平肝,尤其春季多伴有肝火旺盛者。

3. 杞菊养肝乌龙茶

【原　料】　菊花适量,枸杞子20克,乌龙茶5克。

【制　法】　将菊花、枸杞子、乌龙茶用沸水冲泡,加盖闷泡片刻即可。

【功　效】　此茶是一道养肝护肝的理想饮品。茶中含有丰富的胡萝卜素、B族维生素、维生素C、多种氨基酸和钙、磷、铁等多种无机盐成分,经常适量饮用具有促进血液循环与新陈代谢、预防肝内脂肪的囤积、滋补肝肾、疏风明目等功效。

4. 枸杞茶

【原　料】　枸杞子适量。

【制　法】　枸杞子用沸水冲泡,加盖闷泡片刻后可饮用。

四、春季养肝的药食调养

【功　效】　枸杞子具有补肾益精、养肝明目、滋阴润肺等作用,对于肾阴亏损、肝气不足引起的肢体无力、头晕耳鸣、面色萎黄等有一定辅助疗效,经常饮用还能够促进血液循环、防止动脉硬化。

5. 金银花茶

【原　料】　金银花适量。

【制　法】　金银花用沸水冲泡,加盖闷泡片刻即可饮用。

【功　效】　金银花具有清肝明目、清热解毒、平肝凉血、补血养血、抗病毒、加强防御功能等作用,经常适量饮用此茶具有很好的保健功效。

6. 苁蓉菊花茶

【原　料】　肉苁蓉10克,菊花6克,绿茶5克。

【制　法】　先将肉苁蓉捣碎后,合入菊花、茶叶置于杯中,以沸水冲泡,代茶不拘时饮。

【功　效】　具有平补肝肾、益精明目、降压通便、提神抗衰之功效。肉苁蓉性质柔润,温而不燥,补而不滞,助阳益阴,从容和缓,既能补肾益精、坚筋骨,又能润肠通便。据研究表明,还有降压、增强唾液分泌作用,久服令人身轻体健。菊花甘苦而凉,气香,善疏风清热、平肝明目、解毒,能扩张冠状动脉、增加冠脉血流量、减慢心率、提高心缩力,亦有抗二氧化硫、氟化氢等有毒、有害气体和粉尘的功能。茶叶甘凉,清头目、除烦渴、提神化滞。三物相合,温凉相济,药性平和。一般每日1剂,可经常服用。

7. 术归养生茶

【原　料】　生白术10克,当归6克,茶叶6克。

【制　法】　先将白术、当归分别捣碎后,合茶叶置于杯中,以沸水冲泡,代茶不拘时饮。

【功　效】　具有益气养血、补脾益肾的作用。白术甘苦、温,补脾益气,驻颜色,聪耳目,坚筋骨,轻身健体。《抱朴子》言:其"欲长生,服山精。山精,术也"。当归活血养血,助白术有补脾生血之妙,尤其对气血虚及病后虚弱之人有一定的作用。

8. 决明子茶

【原　料】　决明子(打碎)10克。

【制　法】　沸水冲泡,代茶饮服。

【功　效】　具有清肝明目,通便解毒,降脂降压的作用。适用于肝火亢盛等类型的高血压病,对兼有肥胖、高脂血症、便秘、目赤涩痛的患者也适宜。

9. 决明子枸杞茶

【原　料】　决明子(打碎)10克,枸杞子20克。

【制　法】　取决明子、枸杞子加水适量煎煮,去渣取液,代茶饮服。

【功　效】　具有降血脂、降血压、降血糖,通便解毒之功能。适用于治疗高血压病兼有便秘、高脂血症、高血糖等症。

10. 菊楂决明茶

【原　料】　菊花10克,生山楂10克,草决明(打碎)10克。

【制　法】　将上述3味加水适量煎煮,去渣取液,饭后代茶饮服。

【功　效】　具有疏风清热,通便解毒,消食降脂,活血降压的作用。适用于治疗肝火亢盛、肝阳上亢、气滞血瘀等类型的高血压病,尤其是兼有高脂血症、肥胖、冠心病、大便秘结等病症者。

四、春季养肝的药食调养

11. 山楂决明茶

【原　　料】 山楂15克,决明子(打碎)10克。

【制　　法】 取山楂、决明子,加水适量煎煮,或沸水冲泡。

【功　　效】 具有消食降脂,活血化瘀,清肝明目,通便降压之功效。适用于肝火亢盛、肝阳上亢、气滞血瘀等类型的高血压病、兼有肥胖、高脂血症、便秘、脑血栓的患者。

12. 佛手花茶

【原　　料】 佛手花3克,代代花2克,绿萼梅6克,厚朴花10克,玫瑰花8克。

【制　　法】 取上述花用沸水冲泡,频服。

【功　　效】 具有调理气机,平肝下气之功效。适用于肝胃不和,脘腹胀痛,嗳气频频者。

13. 代代花茶

【原　　料】 代代花2克,佛手花3克,绿萼梅6克,厚朴花10克,玫瑰花8克,旋覆花(包)10克。

【制　　法】 取上述花水煎服。

【功　　效】 具有疏肝理气,和胃降逆之功效。适用于肝郁不疏,脘腹胀痛,嗳气不止者。代代花为芸香科、柑橘属酸橙的变种,是花、叶共赏的色、香、姿、韵俱全的盆栽花卉。代代花与果都是一味养生保健,防病治病的良药。

14. 月季花茶

【原　　料】 月季花10克,丹参15克,茺蔚子10克,当归10克,香附10克。

【制　　法】 取上述药水煎服。

【功　效】　此茶味甘,性温,具有活血调经,消肿止痛之功效。适用于月经不调,胸腹胀痛者。月季花为蔷薇科蔷薇属植物。月季花妩媚娇艳,雍容华贵,飘逸潇洒,芬芳超群,色香兼优,花期特长,为万花丛中的佼佼者。宋代苏东坡诗咏:"花落花开无间断,春来春去不相关;牡丹最贵唯春晚,芍药虽繁只夏初;惟有此花开不厌,一年长占四时春"的诗句,赞美月季的四季盛开,春风得意的情韵。

15. 桂花茶

【原　料】　桂花2克,绿茶3克。

【制　法】　取上2味用沸水冲泡,饮服。

【功　效】　桂花味辛,性温,含有芳香物质。具有芳香醒脾和胃,生津辟浊,化痰理气的功效。桂花茶可以平衡内分泌、补气血,对胃及肝有调理作用,具有疏肝理气、活血化瘀、治肝气痛的功效。桂花能够促进肝脏代谢排毒,适合因吸烟喝酒引起的肝功能欠佳的人士。

五、春季养肝与情志调摄

七情,是指人的喜、怒、忧、思、悲、恐、惊7种情志,也即人的7种情感。情是情感和情绪。七情是伴随着人的需求而产生的对客观事物的表现,是人体的生理本能。人体的情志活动是以脏腑中的气血阴阳为物质基础,以心神为主导。《素问·大元纪大论》说,"人有五脏化五气,以生喜怒思忧恐",即五脏化五气,生五志。《素问·宣明五气》说,"心藏神",指心主管精神活动的功能,包括思维、意识和情志活动等。《素问·灵兰秘典》说:"心者,君主之官也,神明出焉。"《内经》把人的精神活动归属于心。《灵枢·本神》说:"所以任物者谓之心。"任,有担任、接受的意思,即心有接受外来信息的功能。人的精神活动为大脑生理功能之一,是大脑对外界事物的反映。心主神明,还包括了大脑的功能。明代李梴在《医学入门·心》中提出"心有血肉之心""有神明之心"。明代李时珍《本草纲目·辛夷》提出了"脑为元神之府"的看法。《孟子·告子上》说:"心之官则思。"说明心在思维活动中有重要作用。《灵枢·邪客》说:"心者五脏六腑之大主,精神之所舍也。"张景岳在《类经》中提出:"心为脏腑之主,而总统魂魄,兼赅意志。故忧动于心则肺应,思动于心则脾应,怒动于心则肝应,恐动于心则肾应,此所以五志唯心所使也。"又说:"情志之伤,虽五脏各有所属,然求其所由,则无不从心而发。"所以说,人体的情志活动是以五脏气血阴阳为物质基础,心为五脏六腑之大主,既主宰人体的精神意识、思维活动,又主宰人体的情志活动。只有五脏的精气和生理功能正常,人体的精神和情志活动才能正常。

(一) 七情致病的特点

七情的变化与四季相关,《黄帝内经直解》指出:"四气调神者,虽春夏秋冬四时之气,调肝、心、脾、肺、肾五脏之神志也。"精神主要与心、肝、肾的关系密切,心属火,肝属木,肾属水,从五行学说的归属上和临床上的变化,主要以木、水两脏最为突出。

1. 神

是指人体生命活动的总称。它包括精神意识、知觉、运动等在内,以精血为物质基础,是血气阴阳对立的两个方面共同作用的产物,并由心所主宰。神与五脏息息相关。中医学认为,五脏藏精而化生神。《黄帝内经》说:"肝藏血,血舍魂""心藏脉,脉舍神""肺藏气,气舍魂""肾藏精,精舍志""脾藏营,营舍意"。神、魂、意、志都是属于人的精神活动,对身体健康关系重大,中医学强调"得神者昌,失神者亡",可见神及调神的重要。

2. 神治

是精神上的防治。人有喜、怒、忧、思、悲、恐、惊7种情志变化,是机体的精神状态。七情是人体对客观事物的不同反应,在一般情况下,属正常的精神活动范围,不会使人致病。只有在突然、强烈或长期持久的精神、情志刺激,超过了人体本身的承受能力,使人体气机紊乱,脏腑、阴阳、气血逆乱,才会导致疾病的发生。由于情志活动是以内脏精气作为物质基础,故情志失调常常影响心肾的功能。《素问·阴阳应象大论》说:"人有五脏化五气,以生喜怒悲惊恐。"又说心"在志为喜",肝"在志为思",肺"在志为忧",肾"在志为恐"。喜怒思忧恐,简称为"五志"。不同的情志变化对各

五、春季养肝与情志调摄

脏有不同的影响,而脏腑气血的变化,也会影响情志的变化,如《素问·调经论》说:"血有余则怒,不足则恐。"《灵枢·本神》又说:"肝气虚则恐,实则怒。心气虚则悲,实则笑不休。"可见七情与脏腑气血的密切关系。

3. 七情致病不同于六淫

六淫侵袭人体,从皮肤及口鼻而入,发病之初为表证,而七情致病,直接影响内脏,使脏腑气机逆乱,气血失调,导致病变的发生。故《三因极一病症方论·三因篇》说:"七情,人之常性,动之则先自脏腑郁发,外形于肢体。"其发病特点有以下4方面。

(1)直接伤及脏腑:不同的情志刺激,对脏腑有不同的影响。《素问·阴阳应急大论》说:"怒伤肝,喜伤心,思伤脾,忧伤肺,恐伤肾。"而七情中尚有"悲"与"惊"。根据《素问·宣明五气篇》说:"五精所并,并于肺则悲。"《素问·举痛论》说:"悲则心系肺,肺布叶举而上焦不通,荣卫不散,热气在中,故气消。"《灵枢·本神篇》说:"心气虚则悲。"因此"悲"与心、肺相关。"惊"则心神不定,心气逆乱。《素问·举痛论》说:"惊则心无所倚,神无所归,虑珍所定,故气乱矣。"同时惊与肝亦密切相关,《素问·痹论》说:"肝痹者,夜卧则惊。"故惊与心、肝相关。

(2)心主神明七情之主:心有血肉之心与神明之心。血肉之心即主宰着人的血脉,神明之心为七情之主。《灵枢·口问》说:"心者,五脏六腑之主也,故悲哀愁忧则心动,心动由五脏六腑皆摇。"说明各种精神、情志的变化都与心相关,心受刺激可影响其他脏腑,尤其如高血压病。所以,心除了所主的喜、悲、惊外,亦与思、忧、恐相关,故为七情之主。

(3)七情之变影响气机:由于七情所伤导致人体出入升降气机功能发生紊乱,故情志失调是造成内伤的主要因素之一。《素问·举痛论篇》又说,"……恐则气下",说明恐可使肾气受伤而气陷于下。长期恐惧,可致肾脏气陷不升,肾失封藏而精微外泄,以致造成蛋白尿、遗精、遗尿等。

(4)情志失常诱发或加重病情:情志失常造成气机逆乱,气郁化火则伤肾阴,可诱发高血压病或加重病情。人之情欲过激,亦可导致邪火妄动而损伤真阴,虽无房事也可致肾虚,致水不涵木。朱丹溪说:"心动则相火亦动,动则精自走,相火愈然而起,虽不交会,亦暗流而疏泄矣。"当外来突然、强烈的精神刺激或持久不除,使情志激动过度,超过生理活动的范围,加上人们不能正常对待外来刺激,从而导致疾病的发生。例如,情志郁怒,肝气郁结,气郁化火,肝阳上亢,耗气伤阴,日久肾气受伐,固摄无力,气化失司,或肝疏泄太过,精气下泄,或肝火下灼肾络,而出现一系列的病变,临床上经常可见高血压病患者因精神过度紧张或情绪波动,恐惧过度则消耗肾气,使精气下陷不能上升,升降失调,病情反复不愈,甚至日渐加重。又如,肾性高血压水肿等病,每因迁延不愈,导致患者情志不舒,气机郁滞,三焦水道壅塞而使病情加重或恶化。所以应正确认识疾病,积极治疗,做到"避之有时,恬淡虚无,真气从之,精神内守"。乐为心主,出自膻中。只有做到保持乐观心境,所和志达,气机畅达才能使疾病及早康复。

(二)春季的情志变化

1. 五脏化五气

《素问·阴阳应象大论篇》说:"天有四时五行,以生长化收藏,以生寒暑燥湿风。人有五脏化五气,以生喜怒悲忧恐。"这就是说,天地万物不是孤立存在的,它们之间都是互相影响、相互作用、相互联系、相互依存的。天地之间有四时五行的变化,产生各种不同的变化,产生喜怒悲忧恐五态。

五、春季养肝与情志调摄

2. 太过或不及

春季风气当令,木(肝)、火(心)、金(肺)、水(肾)、土(脾)五者之间存在着相生、相克、相乘、相侮的关系。春季是气候由寒转热的交替变换季节,气候变化较大,尤其是北方,冬天寒冷,春天气温升高迅速。由于春季的多暖风活动,多低气压天气,以及情志等因素,可使某些脏器生理功能的太过或不及,某些精神疾病在此时易于发作。医学气象学认为:"每当低气压中心出现,因气压突然下降,气温相对升高,出现闷热天气时,人们往往会不知所措,出现沮丧、抑郁的精神状态;而在暖锋经过时,人的情绪可发生显著的波动,出现激惹、骚动、暴怒、吵闹等病态。"正因春季肝气旺,如调理不当,肝气升发,血随气涌上逆,或肝气郁结,导致肝木偏亢。四时的调神即调节精神、意志尤为重要。人们应顺应春天升发之气,调摄作息。《素问·四气调神大论》说:"春三月,此谓发陈。天地俱生,万物以荣,夜卧早起,广步于庭,披发缓形,以使志生;生而勿杀,予而勿夺,赏而勿罚,此春气之应,养生之道也。逆之则伤肝,夏为寒变,奉长者少。"这里所说,春天3个月是万物推陈出新的季节,天地孕育着生发之气,万物欣欣向荣;此时人们应顺应自然,可以晚一些睡觉,早一些起床,披散头发,在庭院中散步,宽衣松带,使形体舒展,使情志充满生机;像对初生的万物一样,只应让其生长,而不要杀害;只能给予生发,而不应剥夺;只应赏心悦目,而不要摧残身体。这就是适应春天调养"生气"的道理。如果违反了这个道理,就要损伤肝气,到了夏天会变生寒性疾病,使得人体适应夏季盛长之气的能力减少。对于春肝阳旺,《外台秘要》也提出了"……春阳初升,景物融合,当眺览园林,寻春郊外,以畅春生之气"的养肝道理。可见违背了春天的时令规律,人体的少阳之气就不能焕发生机,肝气就会因此内郁而引起病变或他变。

（三）精神调摄

《吕氏春秋》说："欲有情,情有节,圣人修节以止欲,故不过行其情也。"《内经》中提出"恬淡虚无"的养生防病思想。《素问·上古天真论》说："虚邪贼风,避之有时;恬淡虚无,真气从之,精神内守,病安从来?"《素问·生气通天论》说："清静则肉腠闭拒,虽有大风苛毒,弗之能害。"说明了内外两个方面调摄的重要性。对外,顺应自然变化和避免邪气的侵袭;对内,谨守虚无。心神宁静,这样外御内守,真气从之,邪不能害。可见,"恬淡虚无"的要旨是保持静养,思想清静,畅达情志,使精气神内守而不散失,保持人体形神合一的生理状态,有利于防病祛疾,促进健康。

春为四时之首,万象更新之始,春归大地,阳气升发,冰雪消融,蛰虫苏醒。自然界生机勃发,一派欣欣向荣的景象。所以,春季养生在精神、饮食、起居诸方面,都必须顺应春天阳气升发,万物始生的特点,就是注意要保护阳气,并着眼于一个"生"字。春属木,与肝相应。肝主疏泄,《素问·阴阳应象大论》指出:春"在志为怒"。恶抑郁而喜调达,故春季养生,要力戒暴怒,更忌情怀忧郁,要做到心胸开阔,乐观向上。对于自然万物,《四气调神大论》说："生而勿杀,予而勿夺,赏而不罚。"在保护生态环境的同时,培养热爱大自然的良好情怀和高尚品德。所以,春季《淮南子·时则训》有"禁伐木,毋覆巢杀胎夭"之说。由于情志"愁忧恐惧则伤心",肝在志为怒,若谋虑不遂,郁怒不解等,如因大怒,则势必造成肝的阳气升发太过,故又说"怒伤肝"。反之,肝的阴血不足,肝的阳气升泄太过,则稍有刺激,即易发怒。尤其是阳气不足的人常表现出情绪不佳,如肝阳虚者善恐,心阳虚者善悲。中医学认为,当人的情志失调时,很容易伤肝,肝喜条达而恶抑郁,若忧虑过度,则肝气郁结,甚至横逆犯胃,导致气机阻滞,或肝气郁积,久郁化火,损及肾

五、春季养肝与情志调摄

阴,肝火郁于下焦,膀胱气化不利,使病证缠绵难愈,增加了治疗的难度。《寿世保元》有诗云:"惜气存精更养神,少思寡欲勿劳心。"意思是人欲延年百岁,首先要敛气保精以养其内在精神。"养神"是养生的重要内容,只有精神健康,才能真正的健康。为此春季疾病治疗中常需时时配伍疏肝解郁之品和宁心之药物的同时,更需要精神的调摄。因此,养生家们认为,在春光明媚,风和日丽,鸟语花香的春天,应该踏青问柳,登山赏花,临溪戏水,行歌舞风,陶冶性情,使自己的精神情志与春季的大自然相适应,充满勃勃生气,以利春阳生发之机。要善于调节自己的情绪,消除或减少不良情绪的影响。

1. 适时调神

适时调神,即顺应一年四季与一日四时[早晨(平旦)、中午、晚上(夕)、夜半]的阴阳之气的自然变化规律,有意识地调养自己的精神活动。中医养生学认为,形神合一,形,指形体包括五脏六腑、五官九窍、五体等组织器官,是人体的物质基础。神,是指人的精神、意识和思维活动。形神合一,是指形体与精神的结合,也可以说是形态和精神活动的统一。并说明了形与神之间在生命活动过程中存在着相互依存和相互为用的关系。应该说形与神之间关系并重,《素问·上古天真论》说:"其知道者,法于阴阳……形与神俱,而尽终其天年。"养生学家重视形神的调养,嵇康《养生论》说:"精神之于形骸犹国之有君也。神躁于中,而形丧于外,犹君昏于上,国乱于下也……而世常谓一怒不足以侵性,一哀不足以伤身,轻而肆之,是犹不识一溉之益,而望嘉谷于旱苗者也。"以形象的比喻说明神对形的重要作用,还阐明了形神相互为用的关系,他说:"是以君子知形恃神以立,神须形以存,悟生理之易失,知一过之害生,故修性以保神,安心以全身……使形神相亲,表里俱济也。"其后南朝齐梁时的范缜在其《神灭论》中说:"神即形也。形即神也,是以形存则神存,形谢则神灭也。"他不仅对形神合一作了精辟的说明,同时又说明形体对精神的重要作用。因形是神的依附,神是形的主宰,这样对形神关系的认识便较为全面,与医学的实际情况相一致。如《素问·上古天真论》说:"形神不敝,精神不散。"《素问·疏五过论》说:"精神内伤,身必败亡。"

从生理上说,人的精神活动对内脏器官的功能起着主宰作用,故精神活动正常,亦是人的内脏功能及其有关的功能活动维持正常的因素之一。现代医学证明,一方面由精神失控引起的不良情绪可以使人体功能紊乱,并产生各种心理疾病(心身疾病),另一方面若人体的脏器功能发生病变,也能引起明显的情绪改变,如临床常见形体衰弱者,精神大多萎靡不振,甚者情绪悲观。至于脏器功能发生病变而影响神志者,若肝实善怒,胆虚者善恐,肺气郁善悲等的病理中"形神合一"的体现。由此可见,养生者必须注意形与神的统一,只有这样才能保证生命的健康与长寿。

春季调节神志的目的,使心气充沛,肝气调达,疏泄。中医学认为,四时气候的变化对人的神志活动有着很大的影响,如《素问·阴阳应象大论》指出:春"在志为怒",夏"在志为喜",秋"在志为忧",冬"在志为恐"。因此,摄养精神也要根据四时变化的特点,作出适当的调整。而春天,阳气升发,万物复苏,生机盎然,人的精神情志活动也要顺其生长之机,舒展条达,乐观开朗。正如《摄生消息论·春季摄生消息》所说:"春日融和,当眺园林亭阁虚敞之处,用抒滞怀以畅生气,不可兀坐以生他郁。"此外,根据每日昼夜的时间顺序而调理精神活动。如《素问·生气通天论》说:"阳气者,一日而主外,平旦阳气生,日中而阳气隆,日西而阳气已虚,气门乃闭。是故暮而收拒,无扰筋骨,无见雾露。反此三时,形乃困薄。"一日四时,人体阳气随之而有出入盛衰的变化,这种变化与四时生、长、收、藏的规律是相符的。因此,每日调神的方法与四时调摄一样,应以阴阳的变化作指导,早上及上午阳气旺盛,故人的精

五、春季养肝与情志调摄

神宜振奋向外,朝气蓬勃;暮晚阴气旺盛,阳气收敛,则人宜休整静息。

2. 调养心神

调养心神是养生之本。调神摄生,首在静养。这一思想源于老庄道家学说,后世在其内容和方法上不断有所补充和发展。心为人之主宰,亦为精气神之主宰。炼精炼气炼神,均须先自炼心始。心静则神清,心定则神凝,故养生莫要于养心。天玄子曰:"养心之大法有六:曰心广、心正、心平、心安、心静、心定,心广所以容万类也,心正所以诚意念也,心平所以得中和也,心安所以寡怨尤也,心静所以绝攀缘也,心定所以除外累、同大化也"。凡事皆有根本,养心养神乃养生之根本,心神清明,则血气和平,有益健康。正如《瞿仙活人心法》所说:"古之神圣之医而能疗人之心,预使不致于有疾;今之医者,惟知疗人之疾,而不知疗人之心,是犹舍本逐末?不穷其源,而攻其流,欲求疾愈,不亦愚乎。"

经常保持思想清静,调神养生,有效地增强抗病能力,减少疾病发生,有益身心健康。

3. 花卉怡养

花卉是大自然的精华,是美的化身、幸福的象征。它不仅给人带来美的享受,可以增添生活乐趣,陶冶情操,令人神清气爽。花卉以其独特的保健功效,将生命健康装扮得绚丽多姿。清代吴师机著《外治医说》载:"听曲消愁,看花解郁,此外治之理也。"种花养草不仅可以丰富和调剂人们的文化生活,美化环境,净化空气,还可以调神解郁。由于花卉芳香油的气味和人鼻腔内的嗅觉细胞相接触后,会通过嗅觉神经传递到大脑皮质,产生"沁人心脾"之感,经常置身花丛,能使人血脉调和,气顺意畅,久而久之,自然调节好多种生理功能。花卉的调节作用是通过花、叶、果等的某些部位,或因其色彩艳美,或因其色彩斑斓,或因其果实奇特,或因其气味芳香。最主要是花香与色彩有两方面的作用。

(1)花香:即用花的芳香气味来治病疗疾,许多花卉的芳香能治病,如菊花疏肝平肝、明目、清上邪热、益阴滋肾;玫瑰花活血理气养颜,除胀调经,其花露具有平肝和血、养胃散郁之功;合欢花安神解郁;郁金香可镇静,治脏躁症。《本草拾遗》载郁金香"主一切臭,除心腹闷,恶气鬼注,入诸香药用之"。由于郁金香的芳香成分与颜色,可消解郁闷之气,可除一切臭气味,人们也常多采买一些,令人心旷神怡。一般疏肝解郁的花有牡丹、芍药、桃花、梅花、茉莉花、栀子花、兰花等,常用于情绪不乐,抑郁寡欢之证。

(2)色彩:即用花卉的不同色彩的变化达到调节精神,防病治病的目的,又称色彩疗法。①白色。清新宁静,养心安神,如栀子、茉莉花。栀子花芬芳扑鼻、清丽可爱,令幽香满室,为叶、花并赏的观赏花卉。古诗有云"色疑琼倚树,香似五京来""孤姿妍外洁,幽馥暑中寒",深受人们的喜爱。茉莉花白色重瓣,香味浓烈,香气纯正,清新而持久,使人沉静;苏轼有:"安香着人簪茉莉,红潮登颊醉槟榔"诗句。②紫色。温和养神,健脾益肾,如紫薇,紫薇树姿优美,花色艳丽,杜牧有诗:"晓迎秋霜一枝新,不占园中最上春。桃李无言又何在,向风偏笑艳阳人。"③黄色。温养脾肾,调和营卫,如向日葵、菊花等。向日葵用于观赏,花重瓣,为金黄色。花放出的"气",对消除身体疲倦有特效。菊花耐寒傲霜精神体现了中华民族不畏艰难困苦的品格。其色艳丽不失雅正,玉骨冰肌具有雅静高尚、朴素纯真的性格。古诗云:"耐寒唯有东篱菊,金粟初开晓更清。"人们往往在秋季,一睹凌霜傲放的菊容芳彩,仿佛步入了绮丽斑斓的仙境,令人神魂激荡,心情舒畅。④绿色。平肝潜阳,宽胸清肺,如龟背竹、兰花、仙人掌类植物,以及松、柏、竹等。龟背竹形态奇特别致,茎似竹节,叶似龟背,终年碧绿,给人以清秀挺拔而又幽雅高洁的美好感受。兰花是中国传统名花,是一种以香著称

五、春季养肝与情志调摄

的花卉。它幽香清远,一枝在室,满屋飘香。古人赞曰:"兰之香,盖一国",故有"国香"的别称。兰花以它特有的叶、花、香独具四清(气清、色清、神清、韵清),给人以极其高洁、清雅的优美形象。古今名人对它评价极高,被喻为花中君子。在古代文人中常把诗文之美喻为"兰章",把友谊之真喻为"兰交",把良友喻为"兰客"。仙人掌类多肉植物使室内栽培和观赏怡情雅致。⑤红色。助阳散寒,活血通络,如一串红、牡丹、郁金香等。一串红,喜阳光充足,具有很好的抗污力,能控制花期,适合盆栽布置花坛、花境,景观效果特别好。尤其品种多、花色纯正,使花坛的色彩发生了质的变化。矮生品种盆栽,用于窗台、阳台美化和屋旁、阶前点缀,色彩娇艳,气氛热烈。而许多粉白、红白双色种和蓝白、紫白、粉白等鼠尾草的加入,可使居室环境更加典雅别致。人们常在"五一""国庆"佳节观赏到盛开的一串红。牡丹在春节开花,古诗云:"唯有牡丹真国色,花开时节动京城。"牡丹花色艳丽,花朵硕大,以它特有的富丽、华贵和丰茂,在中国传统意识中被视为繁荣昌盛、幸福和平的象征,可见牡丹给人的享受。郁金香花朵似荷花,花色繁多,色彩丰润、艳丽,是世界上著名的球根花卉,它被视为胜利和美好的象征,也可代表优美和雅致。适合点缀庭院、切花和盆栽。⑥蓝色。宽胸活血,宁静致远,如牵牛花、绣球花等。牵牛花一直是大家熟悉和喜爱的家常花卉,用它来点缀屋前、屋后、篱笆、墙垣、亭廊和花架均赏心悦目,可形成美观的花墙和华篱。没有庭院的家庭,也可以在阳台牵以绳索,使其缠绕而上,构成一片花海,实在是美化阳台的最佳植物之一,其花蕾多,开花也大,观赏效果较佳,可达到赏心悦目的效果。绣球花,又名木绣球、八仙花、紫阳花等,其花于枝顶集成聚伞花序,边缘具白色中性花。花初开带绿色,后转为白色,具清香。因其形态像绣球,故名。是一种常见的庭院花卉,其伞形花序如雪球累累,簇拥在椭圆形的绿叶中,煞是好看。由于不同的色彩产生不同的效应,都能调节人的精神、情志。

4. 绿林休养

绿林休养法是一种利用空气清香,优美宁静的森林环境,以促进病人身心康复的独特的治疗方法。"山村深处,固是佳境"。森林之内,绿叶繁茂,鸟语花香,林间的新鲜、洁净的空气,环境宁静,树林中氧气充足,清新的空气,使人感到呼吸舒畅,人称天然氧吧,不但有益于健康,亦能调节情志。经常在林间散步,可以起到平静情绪,消除疲劳的作用。绿色的植物能使人心静神清,对人的神经系统有调节作用,能减缓血流速度和心跳频率。树林还能吸收声波,有"除噪器"之称,阻断声波的传递,减少人的烦躁。绿色的世界给你一个宁静、愉悦的环境,有利于培养正气,增强体质,祛病延年。因此,绿林休养对于疾病的防治是个好去处。

5. 日光普照

人有三宝,精、气、神。人类生存与繁衍也有三宝,阳光、空气、水。阳光是维护生命健康的重要因素。曹廷栋说:"日为太阳之精,其光壮人阳气。"接受自然界之"真火"——阳光的照射,可以温壮人体的阳气,强壮卫阳,增强机体抗御疾病的能力。由于督脉行于脊背正中,总督一身之阳,并下出会阴,入脑贯心,所以一般认为阳光疗法以背晒方式最佳。背日而照、直补督脉之阳,进而可起到调节全身脏腑组织器官功能的作用。日光是由紫、蓝、青、绿、黄、橙、红7种可见光线和紫外线、红外线2种不可见光线构成的,尽管不同光线对人体的作用不尽相同,如红光有兴奋作用,蓝光有抑制作用,红外线有加热作用,紫外线可促进钙、磷的吸收等,但从总体上看,阳光可刺激神经末梢、调节神经系统的功能;可促进血液循环、加速新陈代谢,调整心血管、呼吸等系统的功能,进而提高机体的抗病能力。此外,阳光还可振奋情绪,使人心情舒畅,消除抑郁。阳光除了可见光外,还包括红外线、紫外线。各种可见光都对

五、春季养肝与情志调摄

人的心身健康有重要的影响。在各种均衡的光照下会使人的心境舒畅开朗,精神振奋。长期在不均衡的人工照明下工作与生活,会使人感到沉闷、压抑。在阳光下,植物光合作用旺盛,释放出大量氧气,应在日光煦照下散步、晨练以调节情志。春天的阳光,尤其从寒冷的冬日过来更显得重要,充足的阳光照射有益于健康。然而,事物总有两面性,晒太阳也并非多多益善,应避免在烈日下过度暴晒。

6. 游山玩水

游山玩水法是调节精神的一种好方法,也是利用游山玩水的机会,对长期从事体力或脑力劳动,以及因疾病所引起的气机紊乱状态的释放过程。《摄生消息论·春季摄生消息》说:"春日融和,当眺园林亭阁虚敞之处,用抒滞怀以畅生气,不可兀坐以生他郁。"尤其在春光明媚、风和日丽,自然万物无不呈现出欣欣向荣的勃勃生机,通过踏青、海滨漫步、游山玩水,博览名山大川、古城古刹,了解风俗民情,品尝名优特产,增长知识,开阔眼界,陶冶情操。白居易《春游》诗:"逢春不游乐,但恐是痴人。"具有一定科学道理。总之,游山玩水是调节精神,有益于身心健康、防病治病的好方法。把自己置身于绮丽多彩的自然美景之中,使精神愉悦,气机舒畅,忘却忧烦,寄托情怀,美化心灵,是人们调节心情很好的选择。

7. 音乐欣赏

音乐欣赏法是用音乐来调节人的性情、协调人体生理功能,从而促使病人身心康复的一种方法,亦是移情易性的方法。音乐是一门高雅的艺术,它起源于自然的音响。《吕氏春秋·古乐》说:"帝尧立,乃命质为乐,质乃效山林溪谷之音以歌,乃以麋輅置缶而鼓之,乃拊石击石以象上帝玉磬之音,以致舞百兽。"音乐的一般作用在于感化,调节人的性情,让人们获得美的享受,即"乐之为务,在于和心"。音乐与医学有着密切的关系,《灵枢·邪客》篇说:"天有五音,人有五脏。"认为五声音阶中的角、徵、宫、商、羽5种不同的音阶分别与人体五脏有特定的联系,即肝与角音、心与徵音、脾与宫音、肺与商音、肾与羽音。音乐作为一种养生益寿、防病治病的有效手段。《北史·崔光传》说:"取乐琴书颐养神性。"张子和在《儒门事亲》说:"好药者,与之笙笛。"把懂得使用音乐疗法的人,看作是擅长治病者。吴师机《理瀹骈文》说:"七情之病者,看花解闷、听曲消愁,有胜可服药者矣。"《千金要方》亦说:"弹琴瑟,调心神,和性情,节嗜欲。"强调了音乐疗法在防病治病过程中所起到的重要作用。音乐凭借其节奏、旋律、和声、音响四大要素的有机组合,决定着乐曲松弛(或镇静)、兴奋(或紧张),以及庄严、悲切的不同特性,可唤起人们强烈的感情反应,通过怡情养性,以情煽情,促使身心得以康复。音乐具有引起一般情绪,如镇静、欣喜、凄凉、眷恋等的力量,但不能直接导致特殊情绪如妒嫉、愤怒等的产生。音乐欣赏疗法,注重人之整体,可调节情志,调整脏腑功能,促进气血正常运行,并使之协调一致,从而消除心理及身体上的病态,加上情操上的熏陶,哲理上的启迪,极有益于身心健康。

现代医学认为,乐曲的不同节奏、旋律、音调和音色,对人体起到兴奋、抑制、镇痛等不同作用,如快速的愉快的旋律可加强肌肉的张力,振奋精神;优美的曲子使人感到轻松愉快,音调和谐;节奏和缓的乐曲,有使人呼吸平稳,脉搏跳动富有节奏感,松弛肌肉,消除疲劳,调整自主神经,改善心境,恢复心身健康的作用。音乐是通过声波有规律的频率变化,作用人的大脑皮质,并对丘脑下部和边缘系统产生效应,调节激素分泌、血液循环、胃肠蠕动、新陈代谢等,从而改变人的情绪和身体的功能状态,对疾病的康复有积极的意义。因此,可选择自己喜爱的音乐或具有积极上进,战胜困难意义的音乐,在优美动听的音乐声中使患者解除神经紧张,缓解疲劳,消除痛苦,增强克服困难、战胜疾病的信心。各种音乐都能调

五、春季养肝与情志调摄

节人的情志,有"听曲消愁"之益。不同的疾病和不同的病情需选择不同音乐来欣赏。治疗时间及音量大小,按病情和病人的承受能力所决定,但不能随便放弃治疗,以免造成患者神经紊乱,出现不良反应。

8. 垂钓静养

在旷野的湖边垂钓,沁人肺腑的清新空气,柔和的阳光照射,以及葱绿的树叶,微微吹拂的和风,无不使人赏心悦目。钓鱼不仅在于获鱼,更在于怡养性情,增益身心。古人云:"湖边一站病邪除,养心养性胜药补。"垂钓是一种脑、手、眼配合,静、动、意结合有益的户外活动。现代医学认为,垂钓时全神贯注,只有一小部分的脑神经在活动,大部分脑神经则得到充分的休息,有放松和消除疲劳的作用。明代李时珍说垂钓能除"心脾燥热"。当有尾活蹦乱跳的鱼儿被钓出水面,用网兜兜鱼之际,垂钓者心情是难以形容的,因此有"吃鱼哪有钓鱼乐,乐在其中无法说,身体健康百日钓,钓者此时最快乐"的打油诗。垂钓怡乐之情,有解乏、清肺、养性、顺气、增加食欲,使人精神愉快,性格开朗,经风见雨,不忧不愁。也正如陈君礼在《钓鱼乐》中所说"垂钓湖畔心悠然,嫩柳丝丝挂我肩;鸟语声声悦我耳,春风微微拂我脸;湖光水影收眼底,愁情杂念抛天边;鱼竿拉成弯弓形,上钓鲫鱼活鲜鲜;村人笑笑问我言:'为啥一钓就半天。'钓来锦绣不老春,钓来幸福益寿年"的快乐与情趣。

(四)起居调摄

居处环境是指空气、水源、阳光、土壤、植被、住宅等因素综合起来,所形成的有利于人类生活、工作、学习的外部条件,因此对人类生存和健康很有意义。适宜的居处环境,可以促进人体的健康长寿;反之则损伤人体。古代养生学家非常重视居处地点的选择,认为应选择一个空气新鲜,风景优美,阳光充足,气候宜人,水源清洁,整洁安宁的自然环境,如山林、海滨、农村、市郊等。唐代孙思邈《千金翼方·退居·择地》说:"山林深远,固是佳境……背山临水,气候高爽,土地良沃,泉水清美……地势好,亦居者安。"自古僧侣皇属的庙宇行宫,多建筑在高山、海岛、多林木的风景优美的地方,说明人们对于理想的养生环境的选择,有独到的认识。

春季绿树成荫,鸟语花香,使人感到置身于美丽的大自然中,为生活增添了无穷情趣。傍水而居,使日常生活用水方便,尤其是清澈甘冽的泉水终年不断,可湿润空气,减少污染。科学家们通过调查发现,凡是长寿之乡,都是宁静秀丽的山庄,或是景色宜人的田园。在这样的环境里生活,赏心悦目,精神舒畅,体魄健壮,颐养天年。

1. 起居有常

《素问·上古天真论》说:"起居如惊,神气乃浮。"清代张隐庵说:"起居有常,养其神也,不妄作劳,养其精也。夫神气去,形独居,人乃死。能调养其气,故能与形俱存,而尽终其天年,"说明起居有常对调养神气的重要性。有规律的周期性变化是自然界的普遍现象。诸如日月星辰的运行,四时寒暑的变化,昼夜的交替,以至于人体的生命活动等,都有内在的规律和守时的节律。当春回大地,人体的阳气开始趋向于表,皮肤腠理逐渐舒展,肌表气血供应增多而肢体反觉困倦,故有"春眠不觉晓,处处闻啼鸟"之说,往往日高三丈,睡意未消。若起居作息毫无规律,夜卧晨起没有定时,恣意妄行,逆于生乐,就会降低人体对外界环境的适应能力,导致疾病的发生和引起早衰。如《抱朴子·极言》说:"寝息失时,伤也。"作息有时,就是要根据自己的身体条件、生活环境、工作情况等客观因素,做到每日定时起床,定时睡觉,定时洗漱,定时排便,定时工作学习等,养成良好的生活习惯。遵循古人提出的"与日月

五、春季养肝与情志调摄

共阴阳",顺应四时阴阳,《千金要方·养性·养性序》的"善摄生者,卧起有四时之早晚,兴居有至和之常制"。《素问·四气调神大论》指出:春季宜"夜卧早起,广步于庭";夏季宜"夜卧早起,无厌于日";秋季宜"早卧早起,与鸡俱兴";冬季宜"早卧晚起,必待日光"。孙思邈在《千金要方·养性·道林养性》说"虽云早起,莫在鸡鸣前;虽言晚起,莫在日出后。"一日之中,平旦阳气始生,日中阳气最旺,傍晚阳气渐虚而阴气渐长,深夜阴气最为隆盛。因此,人们应在白昼阳气旺盛之时从事工作和学习,而到夜晚阳气衰微的时候,就应安卧休息,这也即是"日出而作,日入而息"的道理。然而,睡懒觉不利于阳气生发。因此,在起居方面要求夜卧早起,免冠披发,松缓衣带,舒展形体,在庭院或场地信步慢行,克服情志上倦懒思眠的状态,以助生阳之气升发。

2. 劳逸适度

劳和逸之间是相互对立、相互协调的辩证统一关系,二者都是人体的生理需要。人们在生活中必须有劳有逸,既不能过劳,也不能过逸。故孙思邈在《备急千金要方·道林养性》说:"养生之道,常欲小劳,但莫疲及强所不能堪耳。"养生学家主张劳逸"中和",有常有节。尤其是现代社会,注意劳逸适度对人体的保健养生起着很重要的作用。适度劳作,有益于人体健康。经常合理的从事一些体力劳动,有利于活动筋骨,通畅气血,强健体魄,增强体质,能锻炼意志,增强毅力,从而保持了生命活动的能力。现代医学证明了合理的劳动对心血管、内分泌、神经、精神、运动、肌肉等各个系统都有好处。例如,劳动能促进血液循环,改善呼吸和消化功能,提高基础代谢率,兴奋大脑皮质对机体各部的调节能力,调节精神。劳伤过度则可内伤脏腑,成为致病因素。《庄子·刻意》说:"形劳而不休则弊,精用而不已则劳,劳则竭。"劳役过度,精竭形弊是导致内伤虚损的重要原因。如《素问·宣明五气篇》说:"五劳所伤,久视伤血,久卧伤气,久坐伤肉,久立伤骨,久行伤筋",过度劳倦与内伤密切相关。李东垣在《脾胃论》中提出,劳役过度可致脾胃内伤百病由生。《医宗必读》说:"后天之本在脾。"因而脾胃伤则气血亏少,诸疾蜂起。叶天士医案也记载,过度劳形奔走,驰骑习武,可致百脉震动,劳伤失血,或血络瘀痹,诸疾丛集。人到老年,气血渐衰,尤当注意劳逸适度,慎防劳伤。过度安逸同样可以致病。《吕氏春秋》说:"出则以车,入则以辇,务以自佚,命曰招蹷之机……富贵之所以致也。"佚老,逸也,过于安逸是富贵人得病之由。清代陆九芝说:"自逸病之不讲,而世只知有劳病,不知有逸病,然而逸之为病,正不少也。逸乃逸豫、安逸之所生病,与劳相反。"张景岳说:"久卧则阳气不伸,故伤气;久坐则血脉滞于四体,故伤肉。"缺乏劳动和体育锻炼的人,易引起气机不畅,升降出入失常。升降出入是人体气机运动的基本形式。人体脏腑经络气血阴阳的运动变化,无不依赖于气机的升降出入。贪图安逸过度,不进行适当的活动,气机的升降出入就会呆滞不畅。气机失常可影响到五脏六腑、表里内外、四肢九窍,而发生种种病理变化。根据生物进化理论,用则进废则退,若过逸不劳,则气机不畅,人体功能活动衰退,气机运动一旦停止,生命活动也就终止。可见,贪逸不劳也会损害人体健康。

春天动静结合,劳逸适度,气血运行调畅,才能起到人体的保健作用。正确处理劳逸之间的关系,对于养生保健有着重要作用。不过,劳与逸的形式多种多样,并且劳与逸的概念又具有相对性,应当根据个人的具体情况合理安排。养生学家主张劳逸结合,互相协调。例如,劳与逸穿插交替进行,或劳与逸互相包含,劳中有逸,逸中有劳,只有劳逸协调适度才会对人体有益。

3. 葆精养气

葆精,是指精液的珍贵并应加以保护。养气,是对气的保养和

五、春季养肝与情志调摄

培养。养生学认为,葆精养气,是因为精和气都是人体性命生存的必需物质,不能使之匮乏,更不能须臾脱离。

(1)人体的精和气:《素问·金匮真言论》说"夫精者,生之本也。"精有先天和后天之分。先天之精是与生俱来,禀受于父母,故《灵枢·本神》说"故生之来,谓之精。"《灵枢·决气》说:"两神相搏,合而成形,常先身生是谓精。"此精是生命的原始基础,人的生成,必从此精开始,而后生成身形五脏,皮肉血脉筋骨等。后天之精,谓既生之后,由水谷之精微所化,其生成,有赖于脾胃功能的正常,故人需日进饮食,精液得以不断充养,从而维持人体正常的生命活动。养生学认为,人身之精,从其来源说有先天和后天之分,但从其发挥作用来说,两者是混为一体,因先天之精,在人既生之后,必须有后天之精的不断充养。故《素问·上古天真论》说:"肾者主水,受五脏六腑之精而藏之,故五脏盛乃能泻。"其言五脏六腑之精,实为脾胃水谷精微所化之精华,此精充足,方能输之于肾而为肾精,故精不足者,必补之以味。

(2)培养元气:元气既是微小的精微物质,又是一切功能活动的动力,故对人的生命活动至关重要,所以《难经·八难》有"气者,人之根本也"之说。张景岳说:"人之所赖者,唯有此气耳,气聚则生,气散则死。"人体能生化不息,有赖元气之充盈,从而获得气化活动的正常,使脏腑、经络等组织器官功能的正常。若元气一有亏耗。则生命力便相形减弱,精神萎靡,气血乖乱。因此,培养元气是十分重要的。清代徐大椿认为:培养元气,为医家第一活人要义,"若元气不伤,虽病甚不死,元气或伤,虽病轻亦死"。若是"有先伤元气而病者,此不可活者也"。由此可见,精和气的葆养,二者不可有偏,且精和气在生理活动中,又是互生互化的。故有"精食气"和"精化为气"之说。精食气,是指精能资助元气的作用,精化为气,则是精液转化为元气。至于气之于精,亦同样具有互生互化的作用。故有"气归精"和"气虚无精"之说。气归精,即气能生精,气虚无精,这是从病态反证了气能生精和助精的作用。故在生理和病理的过程中,充分地体现了其间的相互关系。常见精盈则气盛,精少则气衰,气聚则精盈,气弱则精失,因重视精和气的盈亏,适时调补。

(3)五藏之精:除肾精属先天之精外,还有心肝之阴血,脾藏营,肺之津液,均为阴精的范畴;故从葆精来说,肾精固宜保藏,而余藏之精亦宜保养,以从"五藏之精藏而不泻"的生理规律。气,除元气之外,脏腑亦有脏腑之气,脏腑之气中以胃气最为重要,因胃为六腑之本,为水谷之海,又为十二经之海,为后天精气之源泉。故胃气一衰,百病由生;胃气一盛,诸病难起。所以有"有胃气则生,无胃气则死""得谷则昌,失谷则亡"之说。因此,养气除元气外,亦应重视胃气的保养。在葆精养气的方法上,注意先天和后天相互关系,除重视脏腑精气盛衰外,更应重视肾精和元气的调补。一般慢性病缠绵日久,必定损及先天之精气。故张景岳有:"五脏之伤,穷必及肾。"

《内经·上古天真论》记载:"上古之人春秋皆度百岁,而动作不衰,今时之人,年半百而动作皆衰者,时世异耶?人将失之耶?""上古之人,其知道者,法于阴阳,和于术数,饮食有节,起居有常,不妄劳作,故能形与神俱,而尽终其天年,度百岁乃去。今时之人则不然也,以酒为浆,以妄为常,醉以入房,以欲竭其精,以耗散其真,不知持满,不时御神,务快其心,逆于生乐,起居无节,故半百而衰也。"意思说懂得养生之道的人,要以阴阳之道的客观规律来调节自己,恰到好处地掌握几种锻炼身体的方法;饮食要有节制,生活方式和作息、劳逸要有一定规律;不要妄作妄为,不要过劳,更不要房劳伤精。只有这样才能使形体与精神都保持旺盛状态,随着正常生理功能衰退而享尽天年,到百岁至寿而终。反之,不懂得养生之道的人,以酒当成琼浆那样贪饮,把不正常的事当作经常的生活,酗酒之后还肆行房事,纵情色欲,竭尽精气,消耗丧失真元之

五、春季养肝与情志调摄

气,不知道保持精气的充满,经常过分使精,贪图一时的快慰,违反养生而取乐,起居作息没有一定规律,所以衰老得很快。

4. 衣着增减

虽说春天万象更新之始。但春季阴寒未尽,阳气已生,气候变化较大,极易出现乍暖乍寒的情况,加之人体腠理开始变得疏松,对寒邪的抵抗能力有所减弱。所以脱着衣服必须不失四时之节。俗话说:"二四八月乱穿衣。"尤其是春寒料峭,乍暖还寒的初春时节,除了"春捂秋冻"的说法,民间还流传着"春不忙脱衣""二月休把棉衣撇,三月还有梨花雪""吃了端午粽,还要冻三冻"等俗语,都是对春衣增减最有效的概括。初春昼夜温差开始加大,即使有阳光的日子,室内室外温差大。在经历了一个严冬的洗礼之后,身体尚未完全走出冷环境的适应,这时候突然减少较厚的外套,风寒往往会乘虚而入。中医学认为,春季阳渐升,阴渐藏,人们的机体调节功能跟不上天气的变化,尤其体质较弱的老年人和小孩,稍不注意就会生病。早春须捂,特别是年老体弱者,减脱冬装尤宜审慎,不骤减衣,或宜减衣不减裤,以助阳气的升发。因此,有"春捂"之说。"捂",就是不要一下子脱得太多,要捂好腿脚,脚离心脏最远,血液循环比较差,易受到寒冷空气的侵袭。每天注意天气预报,如果有寒潮过境,在冷空气来临前的一两天,适当增添衣物;不是衣服穿得越多越好,而是衣服要递减,即衣物要根据天气的变化情况一件一件地脱。恰到好处地"捂",可将感冒、消化不良等病拒之门外。再说"倒春寒"是春天极常见的天气现象。急剧的降温让很多急于享受春妆的青年男女猝不及防,撞进了伤风感冒的高发期。尤其是孩子,最难适应这种天气,外出遭受冷风刺激,张开的毛孔会马上收缩闭合,体温调节失灵,体内热能散发不出去而造成上火,导致身体抵抗力下降,容易患伤风感冒、急性扁桃体炎、支气管炎、肺炎等疾病。要留心天气预报变化,以最低温度为加减衣服的信号,尚未脱冬装的,不要急着减下身上的衣服;即使遇上阳光天气,在进行运动量不大的户外活动时,也不可随便脱衣。为此,《千金要方》有春时衣着宜"下厚上薄",既养阳又收阴。《老老恒言·燕居》说:"春冻未泮,下体宁过于暖,上体无妨略减,所以养阳之生气。"尤其是老年人气弱骨疏,易伤风冷,冬装更宜渐减,不可顿去。《摄生消息论·春季摄生消息》说:"春季气候寒暄不一,不可顿去棉衣。老人气弱骨疏体怯,风冷易伤腠理,时备夹衣,遇暖易之。一重减一重,不可暴去。"此为皆经验之谈,足供春时养生者参考。

(五)环境调摄

环境调摄如能够选择适宜的居处环境自然很好,但是由于具体条件的限制,并非所有的人都能自由地进行选择,在这种情况下,改造居处,创造良好的生活环境就显得十分重要。阳虚体质的人适应寒暑的能力差,在春夏之季要注意培补阳气。

1. 气候变化对人体气血的影响

春天气候变暖,气血活动也随之加强,人体新陈代谢活跃起来。对此变化,健康的人能够很快适应,体弱多病者及老年人和小孩则易产生不适应,使旧病复发或病情加重。因此,春季在疾病的防治上要早做准备。

2. 居住环境对人体的影响

就居住而言,尤其是在城市里,随着现代工业的高度发展,空气、水源、噪声等污染日益严重,给人类健康带来了极大的危害,因此更应重视改造和保护环境。例如,城市住宅虽无自然山水可依托,但这需要城市建设部门从民生着眼,创造条件尽可能多植树绿化,种花修池,建造街心花园、喷泉、假山等,既可美化环境,又能调

五、春季养肝与情志调摄

节气温,降低噪声,减少污染,保持空气新鲜。同时保证楼群间适当的空旷地带,从而营造出一个舒适优美的生活环境。《老老恒言·老老恒言序》载:清代养生学家曹庭栋就有"辟园林于城中,池馆相望,有白皮古松数十株,风涛倾耳,如置身岩壑"。《老老恒言·消遣》提倡"院中植花木数十本,不求名种异卉,四时不绝便佳。阶前大缸贮水,养金鱼数尾,浮沉旋绕于中"等。唐代养生学家孙思邈也在庭院内种上甘菊、百合、竹、莲等多种药用植物,把住宅周围装点成一所美丽的药花园。改造环境的同时讲究卫生和居室清洁。《寿亲养老新书·宴处起居》说:"栖息之室,必常洁雅。夏则虚敞,冬则温密。"《鼠疫抉微·病情篇·避疫说》"无事之时,庭堂房屋,洒扫光明,厨房沟渠,整理清洁"。

初春,由寒转暖,温热毒邪开始活动,致病的微生物细菌、病毒等,随之生长繁殖。因而风温、春温、温毒、温疫等,包括现代医学的流感、肺炎、麻疹、流脑、猩红热、肝炎等传染病多发流行。所以,要经常洒扫居室庭院,注意春季卫生,做好春季传染病的防治。

(六)运动养生

"动则生阳",故阳虚体质的人应多运动。"生命在于运动"是法国思想家伏尔泰的至理名言,被世人所公认。运动是健康之本,是祛病延年,抗衰长寿的良方。《素问病机气宜保命集·原道论》说:"吹嘘呼吸,吐故纳新,熊颈鸟伸,导引按跷,所以调其气也。"王新华主编的《中医基础理论》阐述运动养生不仅包括了传统的体育运动方式,也包括现代的运动方法和按摩养生的方法。运动养生的基本原则主要是形神兼炼,协调统一;循序渐进,量力而行;常劳恒炼,贵在坚持;有张有弛,劳逸适度。传统的运动养生法形式多样,种类繁多。归纳运动的要领,就是意守、调息、动形三者的统一。而按摩养生则是运用手指或手掌,通过揉、摩、推、按、搓、拍等各种手法,作用于体表某些部位或穴位,以达到养生防病的目的。

1. 五禽戏

五禽戏为东汉末年名医华佗模仿虎、鹿、熊、猿、鸟5种禽兽的动作,组编而成的一套锻炼身体的功法。具体地说,是模仿了虎的凶猛扑动,鹿的伸展头颈,熊的沉稳走爬,猿的机灵纵跳,鸟的展翅飞翔。练五禽戏时,全身要自然放松,呼吸调匀和缓,意守气沉丹田,动作形象生动。

2. 太极拳

太极拳以太极图势之圆柔连贯、阴阳抱合之势为运动原则,有轻松、自然、舒展、柔和的特点,采用内功与外功相结合,使呼吸吐纳、神意内守与形体运动三者和谐统一,动作和缓而又连绵不断,似同行云流水,如环无端。太极拳的锻炼动作有"十要":一要立身中正,二要舒神定心,三要以意导动,四要气沉丹田,五要动作和缓,六要速度均匀,七要内(神)外(形)相合,八要上下相随,九要连贯圆活,十要呼吸自然。

3. 八段锦

八段锦是我国民间广泛流传的以8节动作组合而成的健身术。其不仅易学易炼,健身效果明显,而且动作舒展,依次连贯进行,遍及全身。八段锦的功法和作用特点,有歌诀为:双手托天理三焦,左右开弓似射雕,调理脾胃单举手,五劳七伤往后瞧,摇头摆尾去心火,两手攀足固肾腰,攥拳怒目增气力,背后七颠百病消。

4. 散步

散步,是指不拘形式,闲散从容地踱步。散步前,应使身体自然放松,适当地活动四肢,调匀呼吸,然后再从容展步。散步的速度,

五、春季养肝与情志调摄

按照锻炼的目的和作用的不同,可以分为缓步、快步和逍遥步等。

(1)缓步:指步履缓慢,行走稳健,每分钟行60~70步,适合于老年人或一般人饭后活动。

(2)快步:指步履速度较快,每分钟行120步左右,适合于一般人增强心力和减轻体重,但不可急行。

(3)逍遥步:指散步时且走且停,时快时慢,缓慢逍遥地行走,适合于病后康复者和体弱之人。

5. 慢跑

慢跑有别于一般的长跑和较激烈的跑步,是一种轻松愉快、自由自在、男女老少都可以参加的运动,即使有轻微心脏病的人,在医生的指导下也可以锻炼。想跑多远就跑多远,"听任你的身体"是慢跑的精髓所在。慢跑也应遵循一些原则:

(1)跑步之前,应做5~10分钟的热身准备活动,使全身筋骨肌肉舒展。

(2)根据自己的健康状况和体力决定运动的负荷量,循序渐进,量力而行。

(3)在跑步时要自然放松,并保持一定的节奏,如脉搏跳动超过每分钟120次,可暂停或步行一会儿再继续跑。

6. 按摩

其按摩保健方法主要为:

(1)浴脸面:将两手搓热,似洗脸般擦面部,至面部感觉微微发热。

(2)擦鼻旁:用两手拇指背沿鼻梁骨两侧上下往复摩擦。

(3)叩牙齿:上下齿相叩击。

(4)咽津液:以舌搅上下腭,鼓腮漱津,待津液满口时,分数次咽下。

(5)旋眼睛：两眼从左至右和从右至左各转动数次,然后闭目片刻,再突然睁开。

(6)鸣天鼓：用两手掌心紧按两耳孔,并以两手中间三指轻击后枕部,再紧按两耳孔片刻后骤然拔离。

(7)转腰脊：向左右两侧转腰,或做前俯后仰的活动。

(8)搓肾俞：以两手掌轮流用力,上下来回地从腰眼搓至腰骶。

(9)揉腹部：用手左右旋转揉腹。

(10)摩丹田：用右手中间三指在丹田部位擦摩。

(11)点三里：用大指点按足三里或用艾灸足三里穴。

(12)搓脚心：用手摩搓两脚心即涌泉穴位。

(七)针灸养生

针灸养生是我国独特的养生方法之一,不仅可用于强身保健,也可用于久病体虚之人的康复。所谓针灸法,就是在身体某些特定穴位上施灸,以达到和气血、调经络、养脏腑、延年益寿的目的。《医学入门》里说"药之不及,针之不到,必须灸之",说明灸法可以起到针、药有时不能起到的作用。至于灸法的保健作用,早在《扁鹊心书》中就有明确的记载:"人于无病时,常灸关元、气海、命门……虽未得长生,亦可得百余岁矣。"针灸养生包括针刺和艾灸两种保健方法。

1. 针刺养生

是用毫针刺激一定的穴位,采用迎、随、补、泻的手法,以激发经络之气,调整人体的新陈代谢功能。针刺养生主要具有疏通经络,调理虚实,调和阴阳等作用。常用的保健穴位有:足三里,为全身强壮要穴,可健脾胃助消化,益气力,提高人体的免疫功能和抗病能力。曲池,可调整血压,并防止老年人视力衰退。三阴交,对

五、春季养肝与情志调摄

增强腹腔诸脏器,特别是女子生殖系统的健康有重要作用。关元、气海,均为保健要穴,都有强壮机体的功效。

2. 艾灸养生

是在某些特定的穴位上施灸,以达到和气血、调经络、养脏腑、强身体的目的。艾灸养生的作用主要是温通经脉,行气活血,培补元气,健脾益胃,升举阳气,固密肌表。可直接灸,也可采用隔姜灸、隔蒜灸、隔盐灸等方法。《扁鹊心书·须识扶阳》中说:"人于无病时,常灸关元、气海、命关、中脘……虽未得长生,亦可保百余年寿矣。"常用的保健穴位有:足三里,可强身益寿,古有"若要身体安,三里常不干"的说法。神阙,为任脉之要穴,具有补阳益气,温肾健脾的作用。膏肓俞,起强壮作用。中脘,能健脾益胃,培补后天。涌泉,有补肾壮阳,养心安神之效,常灸此穴,可健身强心,益寿延年。

就春季针灸调治而言,肝居胁下、主筋,藏血,开窍于目,其脉络于胆,而与之为表里,上连目系,交于巅,其性刚强,喜条达而恶抑郁,凡精神情志之调节,与肝有密切关系。

(1)若情志所伤,肝气郁结,则可见胁肋疼痛或走窜不定,胸闷不舒,易怒,食欲缺乏,干呕,气逆喉中如物梗塞,或呕吐吞酸,或吐出黄水,或腹痛便泻,舌苔淡黄,脉多弦长。治宜取足厥阴、少阳、阳明、太阴经腧穴为主。针用泻法。

(2)若气郁化火,肝火上炎,则可见头目胀痛,或头晕目眩,或目赤红肿,心烦不寐,易怒,耳鸣,耳聋,吐衄,舌红苔黄,脉多弦数或弦而有力。治宜取足厥阴、少阳经腧穴为主。针用泻法或三棱针点刺出血。

(3)若肝阳暴胀,肝风内动,则可见突然昏倒,不省人事,或高热,神昏谵语,四肢抽搐,角弓反张,或口㖞,半身不遂,语言謇涩,或舌体歪斜,颤动,舌苔白厚或黄腻,脉弦滑而数或见浮象。治宜取足厥阴、督脉腧穴及十二井穴为主。针用泻法，或三棱针点刺出血。

（4）若肾阴不足或肝火伤阴，则可见眩晕头痛，耳鸣耳聋，视物不明或雀目，善恐，肢体肌肉响动，口燥咽干，午后潮热，舌红少津，苔少，脉细弦或弦数。治宜取足厥阴、少阳、少阴经腧穴为主。针可补泻兼施，或平补平泻。

（5）若寒邪袭于经络，则可见少腹冷痛，疝气，睾丸偏坠而痛，逢寒加剧，遇热少安，或其经脉循行部位疼痛，麻木，转筋拘急，挛痛等。治宜取肝经腧穴。针灸并用。

六、春季养肝中药方

春季养肝药物的选用是根据气候的变化和疾病的阴阳、虚实,药物的特性、功效有选择性地加以配伍,达到治疗的目的。常用的药物根据症因脉治,作相应加减,做到辨证施治,对症下药。在选药的同时,选择适宜春季发病的方剂。选方,是在春季特色用药的基础上,选择相应的方剂,做到"方从法出,方以药成"。使之用药有序,处方有则,达到辨证立法,处方用药的一致性。在春季养肝用药基础上,结合春季气候特点的处方用药,组成复方。

(一)发表通阳剂

春季风主当令,木应风。肌表是人体的藩篱,所以外感六淫,以风为先而伤人,一般都先出现表证。正如《素问·阴阳应象大论》所说:"其在皮者,汗而发之。"如失时不治,或治不如法,六淫之邪不能及时从外而解,必转而深入,变生他证。春季之时,阳盛于外而虚于内,由此,春季治外感六淫初起,用发表又通阳之剂治疗,使邪从外解,防止传变,早期治愈。

1. 桂枝汤

【组　成】桂枝9克,芍药9克,甘草6克,生姜9克,大枣3枚。

【功　效】有解肌发表,调和营卫之功效。常用于风寒伤人肌表,风寒外感,卫强营弱,恶寒发热而无汗,或自汗出而发热,恶风不解,且有鼻鸣干呕,腠理不固,卫气外泄,营阴不得内守,肺胃失和之表虚证。

【方　解】　风寒在表,当用辛温发散以解表。以桂枝为主药,桂枝辛温,辛能散邪,温从阳而扶卫。解肌发表,散外感风寒;又用芍药为辅药,益阴敛营。桂、芍相合,一治卫强,一治营弱,合则调和营卫,相须为用。生姜辛温,既助桂枝解肌助阳,又能暖胃止呕;大枣甘平,益气补中,滋脾生津。姜、枣相合,升腾脾胃生发之气而调和营卫,为佐药。炙甘草益气和中,合桂枝以解肌,合芍药以益阴;为佐使药。正如尤怡《金匮心典》中引徐(彬)氏之说:"桂枝汤,外证得之,为解肌和营卫,内证得之,为化气和阴阳。"为春季高血压病兼有外感风寒之首选方剂。

【出　处】　《伤寒论》

2. 桂枝加葛根汤

【组　成】　葛根12克,桂枝6克,芍药6克,甘草5克,生姜9克,大枣3枚。

【功　效】　风寒遏阳,春多风病,素体阳旺者,外邪可以从阳化热;素体阴盛者,外邪可以从阴化寒,或兼有病邪,其病变又可随其所兼外邪的偏盛而反映出邪气本身的偏盛。阴虚而阳亢,在遇到风寒的侵袭,风者,其性鼓动,善行而数变,风气藏于皮肤,而腠理开,开则洒然寒;变而腠理闭,闭则邪热留而胸膈闷。其为寒,则卫阳被遏,出现恶寒,发热,无汗,头痛,肢节酸痛,鼻塞流涕,咽痒咳嗽,苔薄白质润,脉浮紧。治宜解肌发表,调和营卫。常用桂枝加葛根汤。

【方　解】　本方有解肌发表,生津舒筋之功效。由桂枝汤减少桂、芍之用量,用于外感风寒,太阳经气不舒,津液不能输布,经脉失去濡养之症。加葛根,取其解肌发表,生津舒筋之功。葛根既

六、春季养肝中药方

善于治阳明经头痛,又长于缓解外邪郁阻,经气不利,筋脉失养所致的项背强痛,对高血压病脑痛,有改善头痛、眩晕、项强、耳鸣、肢体麻木等症状。而风寒遏阳,桂枝加葛根汤证是外感风寒,太阳经气不舒,津液不能输布,经脉失去濡养,所以项背强几几。但有汗出恶风,为表虚,方中减少桂枝、芍药之用量,加葛根,取其解肌发表、升阳、生津舒筋之功,用之也不伤及其阴。

【出　处】《伤寒论》

3. 加味香苏散

【组　成】紫苏叶10克,陈皮6克,香附10克,炙甘草6克,荆芥12克,防风12克,秦艽12克,蔓荆子10克,川芎6克,生姜6克。

【功　效】有发表通阳之功效。

【方　解】风寒之邪,四时皆有。春季主风令,体质较弱,腠理疏松者起居不慎,便感冒致病。以加味香苏散代麻黄、桂枝,尤对有外感风寒,以辛温芳香,发汗解表之紫苏叶、荆芥为主药;开腠理而散风寒;防风、秦艽祛肌腠风湿而除身痛;蔓荆子升散除风而止头痛,为辅药;香附理三焦之气,川芎行血中之气,对肝阳夹痰浊上扰清窍之头风头痛者为首选;陈皮舒肺脾之气,调和气血,助主、辅药解表散邪,为佐药;甘草和中、生姜辛温通阳,为佐使药。诸药和用,奏气血和,风寒解而病自愈。

【出　处】《医学心悟》

4. 柴葛解肌汤

【组　成】柴胡9克,葛根12克,甘草6克,黄芩10克,羌活10克,石膏60克,白芷12克,芍药12克,桔梗6克。

【功　效】有解肌清郁热之功效。常用于风寒之邪侵袭肌表,恶寒发热,无汗头痛,或恶寒渐轻,身热转盛,而且鼻干目眶痛,心烦不眠,脉浮微洪,为太阳经风寒未解,已渐次传入阳明经,兼见有风寒郁于肌腠化热之证。

【方　解】　方中葛根、柴胡解肌清热为主药;羌活、白芷助柴胡、葛根解肌除痛;黄芩、石膏清邪郁所化之热;桔梗宣肺气以助疏泄外邪;芍药甘草合用和营泄热,为佐药。亦治高血压病患者,能温和改善脑循环的作用,并能直接扩张血管,使外周阻力下降,可较好改善高血压病人的"项紧"症状,又能解肌疏邪。

【出　处】　《伤寒六书》

(二)疏肝和胃剂

春季阳气渐升,肝气、肝阳、肝火太过或不及,均可致病,若肝失疏泄,肝病传脾,就会影响脾的运化功能,从而引起"肝脾不和",出现精神抑郁,胸胁胀满,腹胀腹痛,嗳气,泄泻便溏等症。反之,脾病也可及肝,出现肝血不足之证。

1. 四逆散

【组　成】　甘草6克,枳实10克,柴胡10克,芍药12克。

【功　效】　有透邪解郁,疏肝理脾之功效。

【方　解】　《素问·阴阳应象大论》说:"清阳实四肢。"而四肢为脾所主。脾气素虚,又因外邪传入少阴而抑遏阳气不得于四肢,故为四逆。阳郁不伸,虽能生热,却无明显之热证,当以四逆散治之。四逆散,炙甘草甘温益气以健脾;柴胡透邪升阳,舒肝解郁,枳实下气破结,与柴胡合用升降调气;芍药柔肝益阴养血,合柴胡而舒肝理气。诸药合用,使邪去而郁解,气血调畅,清阳得伸,四逆自愈。

【出　处】　《伤寒论》

六、春季养肝中药方

2. 柴胡疏肝散

【组　成】　柴胡12克,香附10克,枳壳12克,陈皮6克,川芎6克,白芍12克,甘草6克。

【功　效】　有疏肝行气,和血止痛之功效。用于肝气郁结不得疏泄,气郁导滞血滞之证。方用四逆散去枳实,加陈皮、枳壳、川芎、香附,增强行气疏肝,和血止痛之效。亦可用于肝气郁结所致的高血压病见有上述症候者,使肝气条达,血脉通畅,营卫自和。

【方　解】　中医学认为,肝属木,脾属土,肝与脾的关系在五行中是木与土的关系,正常情况下相克是矛盾的对立统一现象,若克制过度,出现"木克土"或"木乘土";另一方面,土"反克"木,称为"土侮木"。这样的"乘"与"侮"的现象,就成为肝脾不和,出现胸胁胀闷窜痛,纳呆腹胀;肝气横逆,扰乱脾的运化,则出现腹痛欲泻,泻后痛减的"肝泄"症状。肝气郁结,则胸闷;气机郁结,情绪抑郁,急躁易怒;肝气横逆,扰乱脾运,嗳气,大便不爽,肠鸣矢气,舌苔白腻,脉弦之症状。治宜疏肝理气和胃。常用柴胡疏肝散。气机郁甚,疼痛难忍者,加川楝子、玄胡索、木香以增强疏肝理气止痛之力;胃气上逆,嗳气,呕恶较甚,可加半夏、苏梗降逆和胃;痛而纳呆,兼夹食滞,可加神曲、麦芽、莱菔子消食顺气。方宗"治肝可以安胃"之训,方中白芍、甘草酸甘化阴,刚柔相济,以防其伤阴之弊。方中亦可改用佛手片、绿萼梅、玫瑰花、厚朴花之类,既能理气又不伤阴。对于平素肝旺,舌质红的患者,尤其是高血压病者适宜此法。对肝气犯胃,日久不愈,脾气亦伤,胃痛而胀,反复发作,妇女于月经中期或后期更易发作,饮食欠佳,神疲乏力,苔薄脉弦者。宜调理肝脾,理气和胃为法,方可用逍遥散加佛手片、香附、砂仁、郁金之类。对气滞夹痰,胃痛胸闷,咳吐稠痰,舌苔白腻,脉弦滑者,宜解郁化痰,和胃理气之法,方可用越鞠丸合二陈汤加减治之。

【出　处】《景岳全书》

3. 逍遥散

【组　成】　柴胡12克,当归12克,白芍12克,白术12克,茯苓12克,甘草6克,生姜3克,薄荷3克。

【功　效】　有疏肝解郁,健脾和营之功效。

【方　解】　逍遥散专为肝郁血虚,脾失健运之证而设。肝为藏血之脏,性喜条达而主疏泄,体阴用阳。如七情郁结,肝失条达,或阴血暗耗,或生化之源不足,肝体失养,都可使肝气横逆,出现胁痛、寒热、头痛、目眩等证。脾虚运化无力,神疲食少,水谷精气不足,脾虚气弱,统血无权,肝郁血虚,疏泄不利,出现月经不调,乳房胀痛。方中柴胡疏肝解郁;当归、白芍养血柔肝;白术、茯苓健脾去湿,使运化有权,气血有源;炙甘草益气补中,缓肝之急;生姜温胃和中;薄荷少许,助柴胡肝郁而生之热。柴胡疏肝解郁,调畅气机,健脾和营,对七情郁结,肝失条达,或阴血暗耗的高血压病头痛、目眩者适宜。

【出　处】　《太平惠民和剂局方》

4. 加味逍遥散

【组　成】　柴胡12克,当归12克,白芍12克,白术12克,茯苓12克,甘草6克,生姜3克,薄荷3克,牡丹皮6克,栀子12克。

【功　效】　本方有疏肝健脾,和血调经。用于肝脾血虚,化火生热。或烦躁易怒,或自汗盗汗,或头痛目涩,或颊赤口干,或月经不调,少腹作痛,或小腹胀坠,小便涩痛等。

【方　解】　逍遥散或加味逍遥散,在《成方便读》张秉成作了很好论述:"夫肝属木,乃生气所寓,为藏血之地,其性刚介,而喜条达,必须水以涵之,土以培之,然后得遂其生长之意。若七情内伤,或六淫外束,犯之则木郁而病变多矣。此方以当归、白芍之养血,以涵其肝;茯苓、白术、甘草之补土,以培其本;柴胡、薄荷、煨生姜

六、春季养肝中药方

俱系辛散气升之物,以顺肝之性,而使之不郁。如是则六淫七情之邪皆治,而前证岂有不愈者哉。本方加牡丹皮、黑栀子各3克,名加味逍遥散。治怒气伤肝,血少化火之证。故以牡丹皮之能入肝胆血分者,以清泄其火邪,黑栀子亦入营分,能引上焦心肺之热,屈曲下行,合于前方中自能解郁散火,火退则诸病皆愈耳。"血虚可以生热,肝郁亦能化火。逍遥散为肝郁血虚,脾失健运之证而设。而加味逍遥散既能治肝郁,又有血虚,化火生热之证。血虚而生内热者,可加生地黄;血虚者,加熟地黄,故又名黑逍遥散。春季见有血虚生热,或肝郁化火者可加减用之。手足麻木,甚至震颤者,有阳动化风之势,如高血压脑病,可加珍珠母、龙骨、牡蛎、羚羊角之类,以镇肝熄风。

【出　处】《内科摘要》

5. 温脾汤

【组　成】　大黄12克,附子9克,干姜6克,人参6克,甘草6克。

【功　效】　具有泻下冷积,温补脾阳之功效。

【方　解】　本方治证,为脾阳不足,寒从内生,加之饮食生冷,以致冷积阻留,损伤脾阳,运化失常所致。脾阳不足,阳虚失运,寒积阻留肠间,故腹痛,大便秘结;冷积久留不化,脾气虚陷,则为久痢赤白;脾主四肢,脾阳不足,不能布达四肢,故手足不温;苔白为寒象;脉沉弦者,沉主里,弦主寒主痛也。因此,脾阳不足,冷积内停是其基本病机。用于阳虚冷积证。大便秘结,或久痢赤白,腹痛,手足不温,苔白,脉沉弦者。此时治疗,如单用温补,则积滞不去;若予以攻下,又恐更伤中阳。故必须泻下冷积与温补脾阳并用。方中大黄苦寒沉降,入脾、胃、大肠经,荡涤泻下而除积滞,《神农本草经》卷4谓其"荡涤肠胃,通利水谷";附子辛温大热,入心、肾、脾经,壮脾阳以散寒凝,共为君药。干姜辛热,入脾、胃经,助脾胃阳气,祛脾胃寒邪,《神农本草经》卷3谓其"主温中……肠澼下痢",为臣药。脾阳虚弱,脾气亦惫,故用人参甘温,入脾、肺经,补益脾气;甘草甘平,入心、肺、脾、胃经,健脾益气,与人参配伍,助其补脾益气;与干姜、附子配伍,助其温补脾阳,即助阳须先益气之理,故人参、甘草同为佐药。甘草尚能调药和中,故又用以为使药。诸药相合,共成温脾攻下之剂,使积滞行,寒邪去,脾阳复,诸证可愈。

临床运用以腹痛,手足不温,苔白,脉沉弦为证治要点。加减法如腹痛较甚,可加肉桂、厚朴、木香以增强温阳行气止痛之功;兼见呕吐,可加半夏、砂仁以和胃降逆;如久痢不止,寒中夹热,尚可加入黄连、黄芩、金银花炭等以增强泄邪去浊之功能;如积滞较轻,可减少大黄用量。本方属温下之剂,若为里实热结,津伤便秘者,当用寒下之剂而非此方所宜。

【出　处】《备急千金要方》卷15

6. 理中丸

【组　成】人参6克,干姜5克,甘草6克,白术9克。

【功　效】具有温中祛寒,补气健脾之功效。

【方　解】本方用于中焦虚寒,自利不渴,呕吐腹痛,不欲饮食,以及霍乱等;或阳虚失血及小儿慢惊,病后喜垂涎沫,以及胸痹等由中焦虚寒所致者。

(1)脾主运化而升清阳,胃主受纳而降浊阴:中虚有寒,升降失职,故为吐利腹痛,不欲饮食。治当温中以祛寒,补气而健脾,助运化而复升降,则诸证自愈。本方以辛热之干姜为君,温中焦脾胃而祛里寒;人参大补元气,助运化而正升降,为臣药;白术健脾燥湿,炙草益气和中,并为佐使之用。四药配合,中焦之寒得辛热而去,中焦之虚得甘温而复,清阳升而浊阴降,运化健而中焦治,故曰"理中"。正如程应旄所说:"理中者,实以燮理之功,予中焦之阳也。"

六、春季养肝中药方

所以,凡中气虚欠,暴受风寒,霍乱吐利交作,不欲饮水者,或饮食不节之脾胃虚寒证,亦可用本方治疗;阳虚失血,无论吐衄或便血,但见面色㿠白,气短神疲,脉细或虚大少力,是阳气虚弱,血失所统,离经妄行之故,均可用本方治疗。若将干姜改为炮姜,加黄芪、当归、阿胶之类,其效更好。

(2)小儿慢惊:由先天不足,后天失调,或病中过服寒凉之品,或大病后调理不善,戕伤脾胃阳气所致。若形体羸瘦,手足不温,呕吐泄泻,神疲食少,舌淡苔白,脉细迟或沉细缓弱者,是纯属中焦虚寒,亦可用本方治疗;病后喜垂涎沫,久久不已,是脾气虚寒,不能摄津,津上溢于口之故,不须大力,但用本方为丸服,自然徐徐收功。

(3)胸痹:由上焦阳气不足,阴寒之邪上乘,胸中之气痹而不通所致。若证属心中痞坚,气结在胸,见胸满而胁下有逆气抢心,是中焦阳气亦虚,又有痰饮水寒之气上犯,不易开破,可用本方温中祛寒,益气健脾,使中焦气旺,则上焦之气开发,逆气可平,胸痹可愈。

【出　　处】《伤寒论》

7. 暖肝煎

【组　　成】当归6克,枸杞子9克,茯苓6克,小茴香6克,肉桂3克,乌药6克,沉香3克。

【功　　效】具有温补肝肾,行气止痛之功效。

【方　　解】用于睾丸冷痛乃因肝肾不足,寒客肝脉,气机郁滞所致。阳虚不能御邪,故寒从下受;寒为阴邪,凝敛收引,脏腑失煦,气机不畅,故睾丸及少腹冷痛;而畏寒喜暖,舌淡苔白,脉沉迟等亦为肝肾阴寒之征。用于肝肾虚寒证,睾丸冷痛,或小腹疼痛,畏寒喜暖,舌淡苔白,脉沉迟。

本方所治系肝肾不足,寒凝气滞之证,治宜暖肝温肾,行气止痛为法。方中肉桂辛甘大热，暖肝温肾，散寒止痛；小茴香味辛性温，暖肝散寒，理气止痛，二药同用以温肾暖肝散寒，共为君药。当归、枸杞子养血补肝益肾，以复肝肾不足之本；乌药、沉香行气散寒止痛，以祛阴寒冷痛之标，同为臣药。阳虚阴盛，水湿不化，故以茯苓之淡渗利湿，健脾助运为佐。煎药时少加辛温之生姜，可温散寒凝止痛之功益著。诸药配伍，温补肝肾以治其本，行气祛寒以治其标，俾下元得温，寒凝得散，气机通畅，则睾丸、少腹疼痛等症自解。寒甚者，加吴茱萸、干姜、附子等以增其温里祛寒之功；腹痛甚者，加香附以行气止痛；睾丸痛甚者，加青皮、橘核以加强疏肝理气之效。

【出　　处】《景岳全书》卷51

8. 肾气丸

【组　　成】干地黄240克，薯蓣120克，山茱萸120克，泽泻90克，茯苓90克，牡丹皮90克，桂枝、炮附子各30克。

【功　　效】具有补肾助阳之功效。

【方　　解】本方是为肾阳不足之证而设，故以补肾助阳为法，"益火之源，以消阴翳"，辅以利水渗湿。方中附子大辛大热，为温阳诸药之首；桂枝辛甘而温，为温通阳气要药，二药相合，补肾阳之虚，助气化之复，共为君药。然肾为水火之脏，内舍真阴真阳，阳气无阴则不化，《类经》卷14说"善补阳者，必于阴中求阳，则阳得阴助，而生化无穷"，故重用干地黄滋阴补肾；配伍山茱萸、山药补肝脾而益精血，共为臣药。君臣相伍，补肾填精，温肾助阳，不仅可藉阴中求阳而增补阳之力，而且阳药得阴药之柔润则温而不燥，阴药得阳药之温通则滋而不腻，二者相得益彰。方中补阳之品药少量轻而滋阴之品药多量重，可见其立方之旨，并非峻补元阳，乃在于微微生火，鼓舞肾气，即取"少火生气"之义。正如柯琴在《医宗金鉴·删补名医方论》卷27中所说："此肾气丸纳桂、附于滋阴剂中

六、春季养肝中药方

十倍之一,意不在补火,而在微微生火,即生肾气也"。再以泽泻、茯苓利水渗湿,配桂枝又善温化痰饮,牡丹皮苦辛而寒,擅入血分,伍桂枝则可调血分之滞。三药寓泻于补,俾邪去而补药得力,并制诸滋阴药可能助湿碍邪之虞。诸药合用,助阳之弱以化水,滋阴之虚以生气,使肾阳振奋,气化复常,则诸证自除。本方配伍特点有二:一是补阳之中配伍滋阴之品,阴中求阳,使阳有所化;二是少量补阳药与大队滋阴药为伍,旨在微微生火,少火生气。①畏寒肢冷者,可将桂枝改为肉桂,或加重桂枝、附子之量,以增强温补肾阳之力。②若用于阳痿,尚需加淫羊藿、补骨脂、巴戟天等以助壮阳起痿之力。③痰饮咳喘者,加干姜、细辛、半夏等以温肺化饮。④若咽干口燥,舌红少苔,属肾阴不足,虚火上炎者,不宜应用。

【出　处】《金匮要略》

(三)平肝熄风剂

肝风内动:《素问·至真要大论》说:"诸风掉眩,皆属于肝。"肝为风木之脏,肝风、肝火、肝阳,致肝阴暗耗而阴虚阳亢,风扬升动,上扰清窍,而致眩晕耳鸣,烦躁易怒,面时潮红,少寐多梦,口苦,舌红苔黄,脉弦细数。治宜平肝熄风,滋养肝肾。

1. 杞菊地黄丸

【组　成】枸杞子9克,菊花9克,熟地黄24克,山茱萸12克,干山药12克,泽泻9克,牡丹皮9克,白茯苓9克。

【功　效】具有滋肾养肝之功效。用于肝肾阴亏,眩晕耳鸣,羞明畏光,迎风流泪,视物昏花。

【方　解】中医学认为,肝开窍于目,肝血上注于目则能视,即眼睛的功能与肝密切相关;在五行理论中,肝属木,肾属水,水能生木,肾与肝是一对母子关系,即肝为肾之子,肾为肝之母,母脏病变会影响到子脏;又肝主藏血,肾主藏精,精、血互生,肝与肾密切相关。因此,治疗眼部疾病,往往从肝肾入手,杞菊地黄丸由六味地黄丸加枸杞子、菊花而成。枸杞子甘平质润,入肺、肝、肾经,补肾益精,养肝明目;菊花辛、苦、甘,微寒,善清利头目,宣散肝经之热,平肝明目。诸药配伍,共奏滋阴、养肝、明目之功效。

【出　处】《麻疹全书》

2. 明目地黄丸

【组　成】　熟地黄、山茱萸、怀山药、云茯苓、牡丹皮、泽泻、枸杞子、甘菊、当归、白芍、潼蒺藜、石决明。

【功　效】　具有滋肾,养肝,明目之功效。主要用于肝肾阴虚,目涩畏光,视物模糊,迎风流泪之症。

【方　解】　本方中熟地黄味甘、性微温,入心、肝、肾经。益肝肾、滋阴降火、养血补血。山茱萸制味酸涩、性微温,入肝、肾经。补益肝肾、涩精止遗、敛汗固脱。怀山药味甘、性平,入肺、脾、肾经。补脾养胃,益肺固肾,养阴生精。茯苓味甘淡、性平,入脾、肺、膀胱、心经。渗湿利水,健脾宁心镇静的作用。牡丹皮味苦辛、性微寒。入心、肝、肾经。清热凉血、活血散瘀。解热、镇静、通经的作用。泽泻味甘淡、性寒,入肾、膀胱经。利水渗湿、泻热通淋、清心肺、滋肾火。枸杞子味甘、性平,入肝、肾经。补益肝肾、养阴补血、益精明目、润肺止咳。甘菊味甘微苦、性凉,入肺、肝、胃经。疏风散热、清肝明目,解毒消肿;菊花又分黄、白、野菊花。甘(白)菊偏清肝明目。当归味甘辛、性温,入肝、心、脾经。补血活血、调经止痛、润肠通便。白芍味苦酸、性微寒,入肝、脾经。养血敛阴,平抑肝阳、柔肝止痛。潼蒺藜味苦辛、性平,入肺、肝经。平肝解郁、祛风明目。石决明煅味咸、性寒,入肝经。平肝潜阳、清肝明目;煅用有收敛、止血的作用。

【出　处】《医学心悟》卷4

六、春季养肝中药方

3. 天麻钩藤饮

【组　成】　天麻9克,钩藤12克,生决明18克,栀子9克,黄芩9克,川牛膝12克,杜仲9克,益母草9克,桑寄生9克,夜交藤9克,茯神9克。

【功　效】　具有平肝熄风,清热活血,补益肝肾之功效。用于肝阳偏亢,肝风上扰证的头痛,眩晕,失眠,舌红苔黄,脉弦。

【方　解】　肝阳偏亢,化风上扰之证,治当平肝熄风,潜阳降逆。方中天麻甘平,专入足厥阴肝经,功擅平肝熄风,《本草纲目》卷12说"为治风之神药"善治"风虚眩晕头痛"钩藤甘凉,既能平肝风,又能清肝热。《本草正义》说:"此物轻清而凉,能泄火,能定风。"《景岳全书·本草正》卷48记载其"专理肝风相火之病"。二药合用,以增平肝熄风之力,共为君药。臣以石决明咸平入肝,重镇潜阳,凉肝除热,《医学衷中参西录》说:"石决明……为凉肝镇肝之要药。为其能凉肝兼能镇肝,故善治脑中充血作疼作眩晕,因此证多系肝气、肝火夹血上冲也。"肝热则阳升于上,阳亢又可化火生风,故配栀子、黄芩之苦寒降泄,清热泻火,俾肝经郁热得以清降而不致上扰;益母草行血而利水,川牛膝活血并引血下行,二物性皆滑利下行,有利于肝阳平降,亦合"治风先治血,血行风自灭"之理;杜仲、桑寄生补益肝肾,扶正顾本;夜交藤、茯神安神定志,以治失眠,俱为佐药。诸药相合,共奏平肝熄风,清热活血,益肾宁心之效。天麻钩藤饮平肝熄风之力较缓,但兼清热活血安神之效,适用于肝阳偏亢,肝风上扰所致的头痛、眩晕、失眠等症。

加减原书有说:"重症可易决明为羚羊角,则药力益著;若进入后期血管硬化之症,可酌入槐花、海藻,盖现代研究称所含路丁有改变血管硬化之功。"

(1)阳亢化风,眩晕较甚,唇舌或肢体发麻者,除羚羊角外,尚可酌加代赭石、牡蛎、龙骨、磁石等以镇肝潜阳熄风。

(2)肝火偏盛,头痛较剧,面红目赤,舌苔黄燥,脉弦数者,可酌加龙胆草、夏枯草、牡丹皮,或加服龙胆泻肝丸以清肝泻火。

(3)便秘,可加大黄、芒硝,或加服当归龙荟丸以泻肝通腑。

(4)肝肾阴虚明显,可酌加女贞子、枸杞子、白芍、生地黄、何首乌等以滋养肝肾。

【出　处】《中医内科杂病证治新义》

(四)阴阳平补剂

1. 地黄饮子

【组　成】熟干地黄、巴戟天、山茱萸、肉苁蓉、炮附子、去根石斛、炒五味子、肉桂、白茯苓各30克,麦门冬、远志、石菖蒲各15克。

【功　效】具有滋肾阴,补肾阳,开窍化痰之功效。用于喑痱,舌强不能言,足废不能用,口干不欲饮,足冷面赤,脉沉细弱。中医学认为,喑者,舌强不能言语也;痱者,足废不能行走也。喑痱之疾,为下元虚衰,虚阳上浮,痰浊随之上泛,堵塞窍道所致。肾主骨,下元虚衰,则筋骨痿软无力,甚至足废不用;足少阴肾脉夹舌本,肾虚精气不能上承,舌本失荣,加之虚阳上浮,痰浊随之上泛,堵塞心之窍道,故舌强不语;他如口干不欲饮,足冷面赤,脉沉细而弱等症,均属肾阴不足,虚阳浮越之征。斯证虽然本虚标实,上实下虚,但以下元虚衰为主。

【方　解】本方治证以肾阴阳两虚,痰浊上泛,机窍不利为基本病机变化,故立法重在温补下元,兼以开窍化痰。方中熟地黄甘温,为滋肾填精益髓之要药;山茱萸酸温而涩,长于补肝肾,益精气,二药相辅相成,滋肾益精之力尤著。肉苁蓉甘温而润,补而不腻,温而不燥,擅补肾阳,益精血,起阳痿,暖腰膝;巴戟天温补肾

六、春季养肝中药方

阳,亦质润不燥,可壮阳益精,强筋壮骨,二者相须而用,温肾补精之功益彰。四药配伍,以治下元虚衰之本,共为君药。附子、肉桂大辛大热,擅长助阳益火,协肉苁蓉、巴戟天温暖下元,补肾壮阳,并可摄纳浮阳,引火归原;石斛、麦门冬甘寒滋阴益胃,补后天以充养先天;五味子酸涩收敛,合山茱萸可固肾涩精,伍肉桂能摄纳浮阳,纳气归肾,五药合用,助君药滋阴温阳治本之功,俱属臣药。石菖蒲《本草从新》卷6说:"辛苦而温,芳香而散,开心孔,利九窍,明耳目,发声音",为化痰浊而开心窍之良药;远志专入心经,长于化痰安神;茯苓健脾渗湿,治疗生痰之本,并可使补而不腻。三药开窍化痰,与诸补肾药相伍,还可交通心肾,以治痰浊阻窍之标,用为佐药。煎药时少加姜、枣以和胃补中,调和药性,《黄帝素问宣明论方》卷2收载本方时又加薄荷数叶,以疏郁利咽,并增本方轻清上行宣窍之力。诸药配伍,使下元得以补养,浮阳得以摄纳,水火相济,痰化窍开,则喑痱可愈。本方配伍有3个特点:①阴阳同补,上下兼治,标本并图,尤以滋阴治下治本为主。②补中有敛,涩中有通,而成补通开合之剂。③润而不腻,温而不燥,为成平补肾阴肾阳之方。本方以熟地黄滋肾填精,益髓壮骨,作汤内服,故名"地黄饮子"。

加减:①肾虚之痱证,减去石菖蒲、远志等宣通开窍之品。②喑痱以阴虚为主,而痰火盛者,去温燥的炮附子、桂枝,酌加川贝母、竹沥、陈胆星、天竺黄等以清化痰热。③兼有气虚者,适当加黄芪、人参以益气。

本方偏于温补,对气火上升,肝阳偏亢之证,不宜应用。

【出　处】《圣济总录》卷51

2. 龟鹿二仙膏

【组　成】 鹿角5 000克,龟版2 500克,枸杞子1 500克,人参500克。煎熬成膏,每晨绍酒调服10克。

【功　效】　具有滋阴填精，益气壮阳之功效。适用于真元虚损，精血不足证的全身瘦削，阳痿遗精，两目昏花，腰膝酸软，久不孕育者。

【方　解】

（1）本方为肾虚精血阴阳不足之证而设，故立法阴阳并补。方中鹿角胶甘咸微温，功擅温肾壮阳，益精养血；龟版胶甘咸而寒，长于填精补髓，滋阴养血。二味俱为血肉有情之品，不仅峻补精髓，深合"精不足者，补之以味"之旨，而且滋阴之中又有温阳之力，一则补虚惫之阳气，一则蕴"阳中求阴"之功，共为君药。人参苦甘而温，为补元气之要药，与鹿角、龟版二胶相伍，既可补气生精以奏阳生阴长之功，又合鹿角胶之温以壮阳之力，并藉补后天脾胃之中气，以资气血生化之源；枸杞子味甘性平，为补肾益精，养肝明目之良药，助君药滋补肝肾精血之不足，二味同为臣药。四药相伍，阴阳气血并补，先天后天兼顾，药简力宏，共成峻补精髓，益气壮阳之功，不仅可治真元不足，诸虚百损，亦能抗衰防老，益寿延年。

（2）本方配伍特点，一是重用鹿、龟二胶等血肉有情之品，以峻补精髓为主；二是补气助阳生精，使阳气生而精髓长；补后天以养先天，则精血之虚化生有源，合而成阴阳气血并补之剂。本方重用鹿角与龟版制成胶服，精气阴阳并补，故《古今名医方论》卷4中说："由是精生而气旺，气旺而神昌，庶几龟鹿之膏矣，故曰二仙"，因而有"龟鹿二仙胶"之名。

（3）本方加减有，①头晕目眩者，加杭菊花、明天麻以熄风止眩；②遗精频作者，加金樱子、潼蒺藜以补肾固精。

（4）本方不宜人群有，①本方味厚滋腻，脾胃虚弱而食少便溏者不宜。②本方药性偏温，阴虚而有内热之症者亦不宜使用。

地黄饮子与龟鹿二仙膏均为阴阳并补之剂，主治肾之阴阳两虚证候。但本方重用血肉有情之品峻补精髓，故填精补髓之功较著；而地黄饮子伍以炮附子、肉桂大辛大热之品，故补火助阳之力

六、春季养肝中药方

为胜。再者,地黄饮子又配入石菖蒲、茯苓、远志等开窍化痰之味,故长于治疗因阴阳两虚,痰浊上泛,阻塞窍道而致的喑痱证;本方则专于补虚,为治疗真元不足,精气阴阳俱损症候的要方。

总之,阳与阴相对而言,阳为功能,阴为物质,阴阳之间存在着相互制约的关系,当人体阳气不足时,常表现为脏腑组织功能衰弱,阳虚不能温煦机体,同时不能制约阴,使阴相对偏盛,可出现虚寒之象。故助阳药不仅能补助人体阳气,还能祛除人体虚寒。此外,元阳为人身阳气之根本,又为肾精所化,故助阳药物又多能益肾精。春令之气,"入通于肝",故五脏之中,"肝旺于春",药补扶正时,还需注意抑肝气,养脾气,以防木旺贼土。从扶正药物的五味上来讲,则应"省酸增甘"。《素问·至真要大论》说:"辛甘发散为阳",故辛甘之物有助春季人体阳气升发的作用。

【出　处】《摄生秘剖》卷4

附 录

(一) 常用食物性能归类

1. 按食性归类

(1) 寒性食物:淡豆豉、马齿苋、蒲公英、酱、苦瓜、苦菜、莲藕、蟹、蕹菜、食盐、甘蔗、番茄、柿子、茭白、蕨菜、荸荠、紫菜、海藻、海带、陈皮、竹笋、山慈姑、西瓜、甜瓜、香蕉、猪肠、桑椹、蛏肉、柚、瓠瓜、冬瓜、黄瓜、田螺。

(2) 热性食物:芥子、鳟鱼、肉桂、辣椒、花椒。

(3) 温性食物:韭菜、小茴香、刀豆、生姜、葱、芥菜、香菜、油菜子、韭子、大蒜、南瓜、木瓜、高粱、糯米、酒、醋、龙眼肉、杏子、杏仁、桃、樱桃、石榴、乌梅、荔枝、栗子、大枣、胡桃仁、鹿肉、雀、鳝鱼、淡菜、虾、蚶、鲡鱼、鲢鱼、海参、熊掌、鸡肉、羊肉、羊乳、狗肉、猪肝、猪肚、火腿、猫肉、鹅蛋、香橼、佛手、薤白。

(4) 凉性食物:茄子、白萝卜、冬瓜子、冬瓜皮、丝瓜、油菜、菠菜、苋菜、芹菜、小米、大麦、绿豆、豆腐、小麦、柑、苹果、梨、枇杷、橙子、西瓜皮、杧果、橘、槐花、菱角、薏苡仁、茶叶、蘑菇、猪皮、鸭蛋、荞麦。

(5) 平性食物:洋葱、萝卜子、白薯、藕节、南瓜子、土豆、黄花菜、香蕈、荠菜、香椿、青蒿、大头菜、圆白菜、芋头、扁豆、豌豆、胡萝卜、白菜、豇豆、黑大豆、赤小豆、蚕豆、黄豆、粳米、玉米、陈仓米、落花生、白果、百合、橄榄、白糖、桃仁、郁李仁、酸枣仁、莲子、黑芝麻、榛子、荷叶、无花果、李子、葡萄、白木耳、黑木耳、海蜇、黄鱼、泥鳅、鲳鱼、青鱼、鲮鱼、塘虱鱼、鲫鱼、鲤鱼、鳗鲡鱼、猪肺、猪心、猪肉、猪肾、猪蹄、鹅肉、龟肉、鳖肉、白鸭肉、鸡蛋、鸽蛋、燕窝、鹌鹑、鹌鹑蛋、蜂蜜、蜂乳、榧子、芡实、牛肉、牛奶。

2. 按食味归类

(1)酸性食物:番茄、木瓜、马齿苋、醋、赤小豆、蜂乳、柑、橄榄、柠檬、杏、梨、枇杷、橙子、桃、山楂、椰子瓤、石榴、乌梅、荔枝、橘、柚、杧果、李子、葡萄、鳟鱼、猫肉、香橼、佛手。

(2)苦性食物:苦瓜、苦菜、大头菜、香椿、淡豆豉、蒲公英、槐花、香橼、佛手、薤白、山慈姑、酒、醋、荷叶、茶叶、杏仁、百合、白果、桃仁、李仁、海藻、猪肝。

(3)辛性食物:生姜、葱、芥菜、香菜、白萝卜、洋葱、芥子、油菜子、香花菜、油菜、萝卜子、大蒜、青蒿、大头菜、芋头、芹菜、韭子、肉桂、辣椒、花椒、茴香、韭菜、薤白、香橼、陈皮、佛手、酒。

(4)甘性食物:莲藕、茄子、蕹菜、番茄、茭白、蕨菜、白萝卜、冬瓜子、丝瓜、洋葱、竹笋、香花菜、萝卜子、藕节、土豆、菠菜、荠菜、黄花菜、青蒿、大头菜、南瓜、洋白菜、芋头、扁豆、豌豆、胡萝卜、白菜、芹菜、瓠瓜、冬瓜、冬瓜皮、黄瓜、豇豆、肉桂、豆腐、黑大豆、绿豆、赤小豆、黄豆、薏苡仁、蚕豆、刀豆、荞麦、高粱、粳米、糯米、玉米、小米、陈仓米、大麦、小麦、木耳、蘑菇、白薯、蜂蜜、蜂乳、白木耳、牛奶、羊乳、甘蔗、柿子、橄榄、柑、苹果、荸荠、杏子、百合、梨、落花生、白糖、白果、陈皮、桃仁、西瓜、西瓜皮、甜瓜、菱角、山楂、李仁、香蕉、桃、椰子瓤、罗汉果、樱桃、桑椹、荔枝、黑芝麻、榛子、橘、柚、芒果、栗子、大枣、无花果、酸枣仁、莲子、李子、葡萄、胡桃子、龙眼肉、百合、黄鱼、泥鳅、鲳鱼、青鱼、鳙鱼、鲢鱼、鳗鲡鱼、鲮鱼、龟肉、鳖肉、塘虱鱼、鲤鱼、鲫鱼、鳝鱼、虾、海马蚶、酒、猪肺、猪肠、猪皮、猪肝、猪肚、羊肉、鹿肉、猫肉、鸡肉、鹅肉、蛏肉、牛肉、白鸭肉、紫河车、雀、鸽蛋、鹌鹑、鹌鹑蛋、熊掌、火腿、鸭蛋、燕窝、枸杞子、榧子、南瓜子、芡实、香蕈。

(5)咸性食物：苋菜、大酱、食盐、小米、大麦、紫菜、海蜇、海藻、海带、蟹、海参、田螺、猪肉、猪髓、猪肾、猪蹄、猪血、猪心、鳆鱼、淡菜、火腿、熊掌、蛏肉、龟肉、白鸭肉、狗肉、鸽蛋。

3. 按归经归类

(1)归心经的食物：芥菜、莲藕、藕节、辣椒、绿豆、赤小豆、陈仓米、瓠瓜、小麦、山慈姑、酒、荷叶、柿子、百合、桃仁、西瓜、甜瓜、龙眼肉、酸枣仁、莲子、猪皮、海参。

(2)归肝经的食物：马齿苋、番茄、丝瓜、油菜、油菜子、荠菜、香椿、青蒿、木瓜、韭子、韭菜、酒、醋、枇杷、桃仁、山楂、杏仁、樱桃、乌梅、桑椹、荔枝、黑芝麻、杧果、无花果、李子、酸枣仁、海蜇、青鱼、鳗鲡鱼、鳝鱼、虾、淡菜、蛏肉、蚌肉、鳖肉、蟹、猫肉、紫河车、蒲公英、槐花、香橼、佛手、山慈姑、荷叶、枸杞子。

(3)归脾经的食物：生姜、香菜、马齿苋、莙达菜、大酱、苦菜、莲藕、藕节、茄子、番茄、豆腐、茭白、油菜子、香花菜、油菜、荠菜、大头菜、南瓜、芋头、木瓜、扁豆、豌豆、胡萝卜、冬瓜皮、豇豆、肉桂、辣椒、花椒、荞麦、白薯、大蒜、高粱、粳米、糯米、小米、陈仓米、大麦、小麦、黑大豆、薏苡仁、蚕豆、黄豆、苹果、枇杷、落花生、西瓜皮、荷叶、山楂、罗汉果、乌梅、荔枝、橘、芒果、栗子、大枣、无花果、龙眼肉、葡萄、酸枣仁、莲子、白糖、蜂蜜、藕节、火腿、猪肉、猪肝、猪血、猪肚、牛肉、鸡肉、鹅肉、羊肉、狗肉、猪心、海藻、泥鳅、鲢鱼、鲤鱼、鲫鱼、鳝鱼、香橼、陈皮、芡实、藕节。

(4)归肺经的食物：生姜、葱、芥菜、香菜、淡豆豉、茭白、白萝卜、冬瓜子、洋葱、芥子、油菜子、香花菜、油菜、萝卜子、藕节、大蒜、

附 录

青蒿、胡萝卜、芹菜、瓠瓜、冬瓜、冬瓜皮、花椒、蘑菇、山慈姑、紫菜、海藻、酒、茶叶、薏苡仁、糯米、蜂蜜、落花生、甘蔗、柿子、荸荠、杏仁、百合、梨、枇杷、白果、香蕉、椰子瓤、罗汉果、乌梅、橘、柚、葡萄、胡桃仁、百合、猪肺、猪皮、鹅肉、鸭蛋、燕窝、白鸭肉、羊乳、香橼、陈皮、薤白、榧子、鲢鱼。

(5)归肾经的食物:大蒜、荠菜、香椿、豇豆、韭子、花椒、小茴香、韭菜、食盐、大酱、蚕豆、小米、小麦、海蜇、海藻、鳗鲡鱼、海参、鲤鱼、鳝鱼、淡菜、虾、海马、黄鱼、火腿、猪肉、猪肾、猪肝、猪血、猪髓、猪耳、鹌鹑蛋、燕窝、熊掌、白鸭肉、羊乳、羊肉、狗肉、紫河车、鸽蛋、蛏肉、蚌肉、黑大豆、白薯、樱桃、石榴、芡实、桑椹、黑芝麻、薏苡仁、栗子、李子、葡萄、枸杞子、胡桃仁、肉桂、莲子、猪心。

(6)归胃经的食物:生姜、葱、淡豆豉、苦瓜、苦菜、莲藕、茄子、蕹菜、番茄、白萝卜、丝瓜、竹笋、白菜、芹菜、黄瓜、胡椒、小茴香、韭菜、蘑菇、甜瓜、萝卜子、南瓜子、高粱、土豆、香蕈、菠菜、糯米、扁豆、豌豆、小米、陈仓米、绿豆、酱、食盐、豆腐、荞麦、酒、醋、大麦、蒲公英、木耳、甘蔗、柠檬、苹果、荸荠、梨、佛手、西瓜、西瓜皮、山楂、桃、樱桃、榛子、橘、柚、栗子、大枣、牛奶、鸡肉、猪肉、猪蹄、猪肝、猪血、猪肚、猪心、火腿、狗肉、牛肉、燕窝、熊掌、青鱼、鳙鱼、鲫鱼、田螺、黄鱼。

(7)归膀胱经的食物:蕨菜、小茴香、刀豆、玉米、冬瓜、田螺、西瓜、肉桂。

(8)归大肠经的食物:土豆、菠菜、苋菜、白菜、冬瓜、芥菜、马齿苋、苦瓜、苦菜、茄子、蕹菜、刀豆、豆腐、蕨菜、冬瓜子、薤白、竹笋、胡椒、菱角、南瓜子、蘑菇、榧子、荞麦、豆腐、槐花、木耳、食盐、黄豆、玉米、乌梅、无花果、柿子、杏仁、桃仁、菱角、香蕉、桃、石榴、蜂蜜、鲫鱼、田螺、猫肠。

(9)归小肠经的食物:食盐、赤小豆、苋菜、瓠瓜、冬瓜、黄瓜、羊乳。

(二)历代本草文献所载具有保健作用的食物归类

1. 聪耳(增强或改善听力)类食物

莲子、山药、荸荠、蒲菜、芥菜、蜂蜜。

2. 明目(增强或改善视力)类食物

山药、枸杞子、蒲菜、猪肝、羊肝、野鸭肉、青鱼、鲍鱼、螺蛳、蚌、蚬。

3. 生发(促进头发的生长)类食物

白芝麻、韭菜子、核桃仁。

4. 润发(润发、美发)类食物

鲍鱼。

5. 乌须发(头发早白早黄者得以恢复)类食物

黑芝麻、核桃仁、大麦。

6. 长胡须(不生胡须的男性)类食物

鳖肉。

7. 美容颜(润肌肤、助颜色等)类食物

枸杞子、樱桃、荔枝、黑芝麻、山药、松子、牛奶,荷蕊。

8. 健齿(使牙齿坚固、自洁)类食物

花椒、蒲菜、莴笋。

9. 轻身(消肥胖)类食物

菱角、大枣、榧子、龙眼、荷叶、燕麦、高粱米。

10. 肥人(改善瘦人体质,增加肥胖)类食物

小麦、粳米、酸枣、葡萄、藕、山药、黑芝麻、牛肉。

11. 增智(益智、健脑等)类食物

粳米、荞麦、核桃、葡萄、菠萝、荔枝、龙眼肉、大枣、百合、山药、茶、黑芝麻、黑木耳、乌贼。

12. 益志(增强志气感)类食物

百合、山药。

13. 安神(使精神安静、利睡眠等)类食物

莲子、酸枣、百合、梅子、荔枝、龙眼肉、山药、鹌鹑、牡蛎肉、黄花鱼。

14. 增神(增强精神,减少疲倦)类食物

茶、荞麦、核桃。

15. 增力(健力,善走等)类食物

荞麦、大麦、桑椹、榛子。

16. 强筋骨（强健体质，包括筋骨、肌肉及体力）类食物

栗子、酸枣、黄鳝、食盐。

17. 耐饥（使人耐受饥饿，推迟进食时间）类食物

荞麦、松子、菱角、香菇、葡萄。

18. 能食（增强食欲、消化等能力）类食物

葱、姜、蒜、韭菜、芫荽、胡椒、辣椒、胡萝卜、白萝卜。

19. 壮肾阳（调整性功能，使阳痿、早泄等复常）类食物

核桃仁、栗子、刀豆、菠萝、樱桃、韭菜、花椒、狗肉、狗鞭、羊肉、羊油脂、雀肉、鹿肉、鹿鞭、燕窝、海虾、海参、鳗鱼、蚕蛹。

20. 种子（指增强助孕能力，也称续嗣，包括安胎作用）类食物

柠檬、葡萄、黑雌鸡、雀肉、雀脑、鸡蛋、鹿骨、鲤鱼、鲈鱼、海参。

(三)历代本草文献所载具有治疗作用的食物归类

1. 散风寒类(用于风寒感冒病症)食物

生姜、葱、芥菜、芫荽。

2. 散风热类(用于风热感冒病症)食物

茶叶、豆豉、杨桃。

3. 清热泻火类(用于内火病态)食物

茭白、蕨菜、苦菜、苦瓜、松花蛋、百合、西瓜。

4. 清热生津类(用于燥热伤津病症)食物

甘蔗、番茄、柑、柠檬、苹果、甜瓜、甜橙、荸荠。

5. 清热燥湿类(用于湿热病症)食物

香椿、荞麦。

6. 清热凉血类(用于血热病症)食物

藕、茄子、黑木耳、蕹菜、向日葵子、食盐、芹菜、丝瓜。

7. 清热解毒类(用于热毒病症)食物

绿豆、赤小豆、豌豆、苦瓜、马齿苋、蓟菜、南瓜、酱。

8. 清热利咽类(用于内热咽喉肿痛病症)食物

橄榄、罗汉果、荸荠、鸡蛋白。

9. 清热解暑类(用于暑热病症)食物

西瓜、绿豆、赤小豆、绿茶、椰汁。

10. 清化热痰类(用于热痰病症)食物

白萝卜,冬瓜子、荸荠、紫菜、海蜇、海藻、海带、鹿角菜。

11. 温化寒痰类(用于寒痰病症)食物

洋葱、杏子、芥子、生姜、佛手、香橼、桂花、橘皮。

12. 止咳平喘类(用于咳嗽喘息病症)食物

百合、梨、枇杷、落花生、杏仁、白果、乌梅、小白菜。

13. 健脾和胃类(用于脾胃不和病症)食物

南瓜、包心菜、芋头、猪肚、牛奶、芒果、柚、木瓜、栗子、大枣、粳米、糯米、扁豆、玉米、无花果、胡萝卜、山药、白鸭肉、醋、芫荽。

14. 健脾化湿类(用于湿阻脾胃病症)食物

薏苡仁、蚕豆、香椿、大头菜。

15. 驱虫类(用于虫积病症)食物

榧子、大蒜、南瓜子、椰子肉、石榴、醋、榛子、乌梅。

16. 消导类(用于食积病症)食物

萝卜、山楂、茶叶、神曲、麦芽、鸡内金、薄荷叶。

17. 温里类(用于里寒病症)食物

辣椒、胡椒、花椒、八角、茴香、小茴香、丁香、干姜、蒜、葱、韭菜、刀豆、桂花、羊肉、鸡肉。

18. 祛风湿类（用于风湿病症）食物

樱桃、木瓜、五加皮、薏苡仁、鹌鹑、黄鳝、鸡血。

19. 利尿类（用于小便不利，水肿病症）食物

玉米、赤小豆、黑豆、西瓜、冬瓜、葫芦、白菜、白鸭肉、鲤鱼、鲫鱼。

20. 通便类（用于便秘病症）食物

菠菜、竹笋、番茄、香蕉、蜂蜜。

21. 安神类（用于神经衰弱、失眠病症）食物

莲子、百合、龙眼肉、酸枣仁、小麦、秫米、蘑菇、猪心、石首鱼。

22. 行气类（用于气滞病症）食物

香橼、橙子、柑皮、佛手、柑、荞麦、高粱米、刀豆、菠菜、白萝卜、韭菜、茴香、大蒜、火腿。

23. 活血类（用于血瘀病症）食物

桃仁、油菜、山慈姑、茄子、山楂、酒、醋、蚯蚓、蚶肉。

24. 止血类（用于出血病症）食物

黄花菜、栗子、茄子、黑木耳、刺菜、乌梅、香蕉、莴苣、枇杷、藕节、槐花、猪肠。

25. 收涩类（用于滑脱不固病症）食物

石榴、乌梅、芡实、高粱米、莲子、黄鱼、鲶鱼。

26. 平肝类(用于肝阳上亢病症)食物

芹菜、番茄、绿茶。

27. 补气类(用于气虚病症)食物

粳米、糯米、小米、黄米、大麦、山药、莜麦、籼米、马铃薯,大枣、胡萝卜、香菇、豆腐、鸡肉、鹅肉、鹌鹑、牛肉、兔肉、狗肉、青鱼、鲢鱼。

28. 补血类(用于血虚病症)食物

桑椹、荔枝、松子、黑木耳、菠菜、胡萝、猪肉、羊肉、牛肝、羊肝、甲鱼、海参、平鱼。

29. 助阳类(用于阳虚病症)食物

枸杞菜、枸杞子、核桃仁、豇豆、韭菜、丁香、刀豆、羊乳、羊肉、狗肉、鹿肉、鸽蛋、雀肉、鳝鱼、海虾、淡菜。

30. 滋阴类(用于阴虚病症)食物

银耳、黑木耳、大白菜、梨、葡萄、桑椹、牛奶、鸡蛋黄、甲鱼、乌贼、猪皮。

注:附1~3,辑录于翁维健主编的《中医饮食营养学》

金盾版图书，科学实用，通俗易懂，物美价廉，欢迎选购

书名	价格	书名	价格
糖尿病足诊断与防治	9.00元	在家轻松防治冠心病	15.00元
维生素与人体健康	10.00元	在家轻松防治高脂血症	17.00元
寿而康—献给当代的老年朋友	8.00元	女性补肾食疗方	11.00元
		女性保健与疾病防治	23.00元
男科病常用药酒	15.00元	常见病中西药与物理治疗	19.00元
教你选用滋补药	9.00元	季节性易发传染病防治	14.00元
中药外用指南	17.00元	临床护士常见问题答疑	18.00元
月经病中医辨治与调养	20.00元	高血压病防治与用药	12.00元
眼科疾病防治手册	18.00元	肿瘤早防早治	14.00元
口腔保健与常见病防治	16.00元	男性保健与疾病防治189法	17.00元
清热去火保健良方	20.00元	预防接种知识手册	18.00元
男科病防治小验方	12.00元	冠心病用药与饮食调养	22.00元
临床护士考试必读	50.00元	产后生活宜与忌	10.00元
食物排毒养生法	14.00元	临床医学常用数据手册	58.00元
男性性功能障碍食疗方	12.00元	中药入门与指导	35.00元
八极拳古传疗伤秘方精选	14.00元	妇科病常用对药	30.00元
耳鸣防治130问（第2版）	12.00元	药食同源话养生	16.00元
男科常见病中医诊治	15.00元	妊娠期疾病防治新理念	35.00元
感冒用药与食疗	15.00元	支气管炎防治200问（第二版）	18.00元
中医富贵病良方	13.00元		
中年男性保健指南	19.00元	十二指肠防治300问（第二版）	18.00元
中风中医调治160问	18.00元		
肿瘤中医名家临证心法	14.00元	实用护理知识手册	30.00元
在家轻松防治高血压	17.00元	妇科病防治小验方	18.00元

以上图书由全国各地新华书店经销。凡向本社邮购图书或音像制品，可通过邮局汇款，在汇单"附言"栏填写所购书目，邮购图书均可享受9折优惠。购书30元（按打折后实款计算）以上的免收邮挂费，购书不足30元的按邮局资费标准收取3元挂号费，邮寄费由我社承担。邮购地址：北京市丰台区晓月中路29号，邮政编码：100072，联系人：金友，电话：(010) 83210681、83210682、83219215、83219217（传真）。